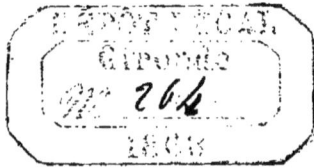

DE L'HYDROTHÉRAPIE

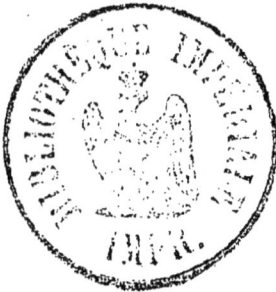

A DOMICILE

DE

L'HYDROTHÉRAPIE

A DOMICILE

PRÉCÉDÉE DE QUELQUES CONSIDÉRATIONS GÉNÉRALES SUR LA THÉORIE
PHYSIOLOGIQUE DE CETTE MÉTHODE DE TRAITEMENT

MÉMOIRE

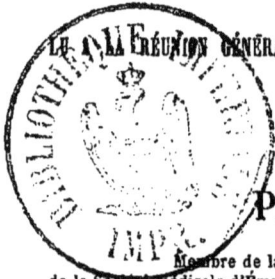

LU A LA RÉUNION GÉNÉRALE DES MÉDECINS DE L'ASSOCIATION MÉDICALE DE LA DORDOGNE

le 26 Mai 1867;

PAR LE Dr Paul DELMAS

Membre de la Société de Médecine, de la Société médico-chirurgicale,
de la Société médicale d'Émulation, de la Société des Sciences physiques et naturelles de Bordeaux,
Membre correspondant de la Société d'Hydrologie et de la Société de Médecine de Paris,
de la Société académique de la Loire-Inférieure,
de la Société de Médecine de Limoges, Poitiers, Rouen, Toulouse, etc., etc.,
Lauréat de l'Académie des Sciences, Belles-Lettres et Arts de Bordeaux
(Concours de physiologie de 1867);

Inspecteur du Service hydrothérapique de l'hôpital Saint-André et Directeur
de l'Établissement hydrothérapique de Longchamps, à Bordeaux.

PARIS

GERMER-BAILLIÈRE, LIBRAIRE-ÉDITEUR

RUE DE L'ÉCOLE DE MÉDECINE, 17.

—

1868

Nous nous sommes proposé, dans le présent Mémoire, de poser les règles de l'*hydrothérapie à domicile,* c'est-à-dire les bases de l'emploi médical de l'EAU COMMUNE en dehors des établissements et de toute installation hydrothérapique.

Pareil travail n'a jamais été entrepris jusqu'à ce jour. Plusieurs auteurs ont bien consacré quelques lignes, quelques pages même, à cette étude, à la fin de leurs ouvrages sur la thérapeutique hydrothérapique; mais ils semblent avoir mis tant de parcimonie dans l'énoncé de leurs idées à cet égard et dans les préceptes posés, qu'ils paraissent avoir plutôt obéi à un sentiment de conscience que de conviction scientifique; nous n'oserions pas ajouter d'indépendance et de désintéressement médicaux.

En donnant un plus vaste cadre à cette étude hydrologique; en la ramenant à des règles générales, à des formules plus simples, faciles à exécuter sous le plus humble toit, n'exigeant aucun de ces appareils dits *portatifs,* le plus souvent assez coûteux, sujets à se déranger, et ne donnant à l'eau, pas plus que l'éponge, le seau, le drap mouillé, le bassin d'immersion, l'*action percussive,* que les grandes installations d'établissements possèdent seules; en cherchant, en un mot, à vulgariser, dans les conditions les plus faciles, cette précieuse thérapeutique, qui, dans ses limites restreintes, peut représenter, dans bien des cas, la médecine du pauvre, avons-nous fait une œuvre nouvelle, originale? Hélas! non. — Le « E subjecto vetustissimo promovemus scientiam, » de Galilée, sera toujours vrai, et là plus qu'ailleurs peut-être.

Notre agent n'est-il pas aussi vieux que le monde, et n'a-t-il pas déjà depuis des siècles constitué l'une des bases des pratiques superstieuses ou médicales de presque toutes les écoles et de toutes les religions?

Mais si nous avons été assez heureux pour réunir dans ce cadre les formules, les procédés, les préceptes hydriatriques consacrés à l'*hydrothérapie à domicile,* et disséminés dans une foule d'ouvrages, de documents, nous croirons avoir fait une œuvre de quelque utilité; car, nous avons foi dans la valeur et dans l'avenir de cette branche de l'hydrothérapie scientifique, — à une condition cependant, — c'est qu'elle aura toujours, comme dans les établissements *dignes de ce nom,* pour guide exclusif le praticien et pour soutien la médecine elle-même. Hors de là, il n'y aurait que dangers, déceptions ou mercantilisme, la pire des choses dans notre art.

Quant aux médecins, directeurs d'établissements, qui s'inquièteraient de leur avenir, nous leur répondrons, à l'exemple de notre collègue en hydrothérapie, M. Andrieux (de Brioude) : « Laissez le public se laver à l'eau froide, et il n'hésitera plus à s'adresser à elle pour se guérir, lorsque le besoin se présentera. Laissez le public employer hygiéniquement l'eau froide, et vous le verrez à l'abri d'une foule de maladies qu'il traîne plus tard dans le cabinet du médecin et aux stations thermales. Laissez la mère donner à ses enfants la bonne habitude des lavages à l'eau froide, et ses enfants seront plus forts et plus capables de résister aux vicissitudes de l'atmosphère; ils seront à l'abri d'une foule de maladies qui les déciment. » Laissez enfin se vulgariser ce médicament du pauvre, car il est appelé, dans un avenir peu éloigné, à tenir lieu, dans bien des cas, des eaux minérales les plus en renom, surtout lorsque la doctrine hydrothérapique sera mieux connue de la généralité des médecins.

Et cette dernière espérance nous est d'autant plus douce, que nous devrons, nous l'espérons, sa réalisation à l'Association médicale de la Dordogne, notre pays natal.

A elle et à son cher et distingué président, M. Bardy-Delisle, est due l'initiative de ce travail; à eux la mise en pratique des préceptes qu'il contient. Nous sommes et serons donc doublement leur obligé dans cette circonstance, dont le souvenir agréable comptera toujours au premier rang dans le cours de notre carrière médicale. Qu'ils en reçoivent ici le public témoignage.

Paul DELMAS.

Lonchamps-Bordeaux, 1867.

DE

L'HYDROTHÉRAPIE

A DOMICILE

PRÉCÉDÉE

DE QUELQUES CONSIDÉRATIONS GÉNÉRALES SUR LA THÉORIE PHYSIOLOGIQUE
DE CETTE MÉTHODE DE TRAITEMENT

> « La question est plus neuve qu'on ne pense.
> De l'eau ! mais rien n'est si vulgaire ; il semble
> qu'il soit facile à tout le monde d'en parler avec
> connaissance de cause. C'est là une erreur : il en
> est de l'eau comme de beaucoup d'autres choses
> dans la nature, que l'on croit bien connaître parce
> qu'on les a toujours sous les yeux.
>
> » GRIMAUD (de Caux). »
>
> *(Des Eaux publiques et de leur application aux
> besoins des grandes villes.)*

MONSIEUR LE PRÉSIDENT,
MESSIEURS,

J'ai eu l'honneur d'assister, au mois de janvier dernier, à votre réunion annuelle. Vous avez daigné, à cette occasion, me poser quelques questions touchant la doctrine et la méthode hydrothérapiques. J'ai pris l'engagement de revenir ; je n'ai pas besoin de vous dire le plaisir que j'éprouve à tenir aujourd'hui ma promesse, plaisir malheureusement bien tempéré par la crainte de n'être pas à la hauteur du sujet et de mon savant auditoire.

Vous m'avez fait l'honneur de me poser les six questions suivantes :

1° *Quelle est la base physiologique de la doctrine hydrothérapique?*

2° *A quelles médications thérapeutiques donne-t-elle naissance?*

3° *Dans quelle mesure une ou plusieurs de ces médications peuvent-elles être appliquées en dehors des établissements et de toute installation hydrothérapiques?*

4° *Quels sont les cas pathologiques qui nécessitent l'intervention de ces derniers?*

5° *Quelles sont les précautions à prendre pour habituer un malade au traitement hydrothérapique?*

6° *Quelles sont les indications et les contr'indications de cette méthode de traitement?*

Messieurs, ces six questions, très simples en apparence, renferment l'histoire entière de l'hydrothérapie. Je ne puis donc m'empêcher tout d'abord de vous témoigner le grand embarras dans lequel je me suis trouvé, lorsque, à la réflexion, j'ai envisagé l'étendue de l'engagement téméraire que j'avais pris vis à vis de vous. Aurais-je le talent — ce dont je suis incapable — d'obéir au précepte du poète latin : « *multa paucis* », que je n'arriverais pas moins fatalement à fatiguer votre bienveillante attention, avant de parvenir à la moitié de la course.

Toutefois, je vais essayer, me mettant d'avance à votre disposition, après cette lecture, pour répondre aux questions que vous désirerez me poser touchant les nombreux détails que je passerai forcément sous silence.

§ Ier

Quelle est la base physiologique de la doctrine hydrothérapique?

Cette base peut se résumer en un seul mot : LE FONCTION-NALISME, c'est à dire la mise en jeu, par une application intelligente, d'un agent qui peut avoir pour effet soit primitif, soit secondaire, l'augmentation ou la diminution, suivant les besoins thérapeutiques, des fonctions de l'économie, et parmi elles des trois fonctions primordiales, qui sont : L'INNERVATION, LA CIRCULATION et LA NUTRITION.

Un mot d'explication est nécessaire avant de passer outre. L'histoire de la science médicale apprend qu'il existe un rapport constant entre la théorie, la doctrine et la thérapeutique, de sorte que l'image de l'une d'elles est la reproduction fidèle des deux autres.

Aussi longtemps que notre art fut livré aux esprits rêveurs, peu soucieux ou incapables de rechercher l'essence des faits anatomiques, physiologiques et pathologiques, *la métaphysique* régna despotiquement, et la thérapeutique se composa d'une série de formules bizarres, incohérentes, entremêlées, au hasard, de pratiques superstitieuses empruntées au paganisme.

Par une sorte de réaction en faveur d'idées plus saines, survinrent *l'animisme, l'humorisme,* etc., qui durent, à leur tour, faire place à l'école anatomique, dont les promoteurs furent Morgagni et Bacon.

L'*École physiologique* de Broussais, à laquelle survécut son illustre créateur, basée sur une hypothèse fausse, arrêta à peine un instant l'essor de la *médecine expérimentale;* elle devint l'*École organicienne.*

Mais cette dernière, trop préoccupée de la lésion, en arriva à distraire l'organe de sa fonction, et celle-ci de la force ou du principe qui la met en jeu. Elle oublia trop que ces trois termes, inhérents à la matière vivante, ne peuvent jamais être troublés sans réagir l'un sur l'autre. Aussi ne tint-elle aucun compte des troubles fonctionnels comme cause de la lésion anatomique; elle s'occupa trop des effets, pas assez des causes; pas assez de l'imminence morbide et trop de la lésion appréciable par le scalpel.

Une réaction, faisant une plus large place aux idées généralisatrices par rapport à la localisation à outrance de ces vingt dernières années, n'a pas tardé à se faire.

Aujourd'hui, l'*École organico-vitaliste* compte bon nombre des plus illustres représentants de la médecine anatomique.

Ce pas fait vers les idées et les doctrines de Montpellier, les nouvelles découvertes de Claude Bernard, de Marey, de Brown-Séquard, de Longet, etc., sur la circulation capillaire et le rôle physiologique du grand sympathique dans l'économie, ont donné une solution nouvelle, et une nouvelle doctrine médicale, prévue, il y a dix-huit ans, par l'hydrothérapie scientifique. Cette solution, c'est la théorie expérimentale du FONCTIONNALISME pathologique et thérapeutique.

Un exemple très simple en fera saisir l'immense portée.

Quand on sectionne un filet du grand sympathique, les parois des vaisseaux artériels auxquelles il se rend se relâchent, le sang arrive en plus grande abondance dans la partie; celle-ci devient turgide, rouge, chaude, et se couvre d'une légère moiteur; un degré de plus, et de cette congestion va naître, de toute pièce, l'ensemble des symptômes auxquels on a donné le nom d'*inflammation;* être de raison qui n'existerait plus aujourd'hui d'après les théories nouvelles.

Ces premiers actes physiologiques provoqués en amènent immédiatement d'autres d'une grande importance. La quantité de sang oxygéné qui passe par la partie soumise à l'expérimentation étant plus grande dans le même espace de temps qu'avant la section du filet nerveux du grand sympathique, le travail de nutrition, résultat de la combinaison des éléments de ce fluide, est lui-même plus actif; or, ce travail de combinaison des éléments oxygénés du sang artériel se compose des actes d'assimilation et de désassimilation simultanés, par conséquent des actes connus sous les noms de résorption interstitielle et de nutrition; enfin, le sang étant la source où les organes sécréteurs et excréteurs viennent puiser les éléments des matériaux qu'ils doivent élaborer, le travail de ces organes augmentera d'autant plus que, dans le même espace de temps, ils recevront une plus grande quantité de sang oxygéné. De là, l'explication bien simple de ce fait, que la partie soumise à l'expérience précédente se couvre de sueur.

Si, renversant le problème, on excite ce même filet nerveux à l'aide d'un courant galvanique, au lieu de le couper, les parois de ces mêmes vaisseaux se contractent, la quantité de sang qu'ils reçoivent dans le même espace de temps diminue. Il en résulte immédiatement un arrêt ou une diminution de toutes les fonctions, de tous les actes organiques dont cette partie était le siége auparavant, c'est à dire diminution de la calorification, de la nutrition, de la résorption interstitielle et des sécrétions.

Ce rôle capital, que nous faisons jouer ici à la circulation et à l'innervation, est admirablement résumé dans un passage de la thèse de M. Barrel de Pontevès, publiée en 1864, et que je vous demande la permission de citer :

« De toutes les fonctions qui sont du domaine de la physiologie, dit cet auteur, il n'en est pas de plus importante que la circulation du sang. En relation étroite avec la respiration, elle tient sous sa dépendance directe la chaleur animale et toutes les sécrétions. Le sang est le véritable milieu physiologique de tous les êtres animés; poussé par un courant incessant dans toutes les parties du corps, il constitue une atmosphère liquide sans cesse renouvelée autour de chaque molécule. Tout sort de lui et tout y rentre; soumis à l'impulsion du système nerveux, il rend à celui-ci le mouvement qu'il en reçoit; le cerveau, la moelle, les nerfs eux-mêmes s'arrêtent dans leurs fonctions, dès que le fluide sanguin cesse de les vivifier. Entre ces deux grands mouvements qui réagissent l'un sur l'autre, se passent tous les phénomènes intimes de la nutrition et de la vie organique ([1]). »

Cet autre passage de la thèse de M. Dally, publiée cinq ans auparavant, complétera et fera bien saisir l'esprit de cette nouvelle exposition doctrinale : « Le mouvement fonctionnel, disait cet auteur, caractère spécial de l'animalité, est, physiologiquement provoqué, le plus puissant des modificateurs de l'homme; nous pensons que c'est par des altérations dans l'ordre, la forme et l'intensité des mouvements, que les maladies se produisent; c'est donc par le rétablissement des mouvements fonctionnels normaux qu'on peut espérer de les guérir. *Ces mouvements, artificiellement reproduits,* nous paraissent, leur étude une fois faite, les agents les plus spécifiques de la guérison, etc.... ([2]) »

Mais si, par un agent, il est possible de reproduire artificiellement les deux expériences rapportées plus haut sans léser aucun organe; si surtout on peut, avec son aide, généraliser cet effet et le répéter souvent sans inconvénient, il est facile d'en saisir sur-le-champ l'immense portée thérapeutique.

([1]) De Barrel de Pontevès, *Des nerfs vaso-moteurs et de la circulation capillaire.* — Thèse. — Paris, 1864.

([2]) L. Dally, *Plan d'une thérapeutique par le mouvement fonctionnel.* — Thèse. — Paris, 1856.

Les beaux travaux modernes sur l'équivalent mécanique de la

Eh bien! c'est ce que l'hydrothérapie scientifique a pressenti et résolu il y a près de vingt ans, lorsque l'un de ses principaux représentants, M. Fleury, disait : « Les beaux travaux qui, dans ces dernières années, ont jeté une vive lumière sur la *physiologie hygique* ont fait naître une science corrélative, la *physiologie pathologique,* et celle-ci, à son tour, doit conduire nécessairement à la *physiologie curative,* c'est à dire à des méthodes thérapeutiques qui, pour maintenir l'état organique et fonctionnel qui constitue la santé, s'adressent à des agents dont l'action est plus puissante, plus certaine et mieux déterminée que celle de la plupart des agents médicamenteux, c'est à dire AUX FONCTIONS ELLES-MÊMES (¹). »

Or, ajoutait cet auteur, « l'hydrothérapie agit principalement sur *la circulation capillaire,* et elle ne peut agir sur

chaleur dus à Joule de Manchester, au docteur Mayer, à John Tyndall, à Hirn de Colmar, etc., si admirablement résumés dans les douze leçons de John Tyndall, traduites en français par l'abbé Moigno, ouvrent aujourd'hui des horizons nouveaux à la théorie physiologique de l'hydrothérapie, qui n'est pas, quoi qu'en dise M. Fleury, absolument complète. M. Saigey, à son tour, vient tout dernièrement, dans un livre intitulé : « *La physique moderne. — Essai sur l'unité des phénomènes vivants,* » — Paris, 1867, — de reprendre cette grande théorie moderne du mouvement *moléculaire atomique,* comme essence de ce qu'on est convenu d'appeler : chaleur, lumière, son, électricité, pesanteur, attraction universelle et formation des mondes, affinité chimique, etc.

Dans les trois derniers paragraphes de son livre, l'auteur, utilisant les travaux récents de M. Hirn de Colmar sur les lois du travail mécanique fourni par l'homme dans des conditions données et les découvertes les plus récentes sur la physiologie humaine et comparée, s'est attaché à démontrer que l'action vitale consiste à transformer et non à créer du mouvement, et que les lois établies précédemment dans l'étude des origines des phénomènes physiques, chimiques et astronomiques, s'appliquaient rationnellement à l'être vivant.

(¹) Louis Fleury, *Traité théorique et pratique d'hydrothérapie rationnelle,* 2ᵉ édition. — Paris, 1856, p. 109.

celle-ci que par *l'intermédiaire du système nerveux, lequel,
par action réflexe ou directe sur la contractilité des parois
vasculaires, produit la contraction et le relâchement des
vaisseaux.* »

« Par la puissance et par la multiplicité de ses influences,
l'hydrothérapie rationnelle se place à la tête de la thérapeutique physiologique dont nous venons de parler; on le
comprendra aisément, si l'on songe qu'elle exerce sur les
deux grands systèmes qui président à toutes les fonctions de
l'économie, sur LA CIRCULATION CAPILLAIRE et L'INNERVATION
GÉNÉRALE, une action directe et énergique, au moyen de
laquelle elle modifie profondément la calorification, l'absorption, les sécrétions et la nutrition ([1]). »

Je regrette que le temps ne me permette de soulever à peine
qu'un coin de ce brillant tableau de la médecine nouvelle.
J'aurais voulu vous faire saisir les conséquences inattendues,
les démonstrations physiologiques, palpables du mécanisme
d'action, d'une foule de médicaments, au sujet desquels
nous disions encore, il y a quelques années à peine, qu'ils
tonifient, endorment, excitent, parce qu'ils ont une vertu
dormitive, une vertu tonique, une vertu excitante. L'opium,
dirait-on *peut-être* aujourd'hui, endort parce qu'il paralyse
les nerfs vaso-moteurs et qu'il amène à l'encéphale une plus
grande quantité de sang dans le même espace de temps,
d'où il résulte une congestion physiologique, qui, provoquée
mal à propos sur un terrain préparé, prédisposé, amènera
une congestion pathologique; la belladone, son antidote,
possède la propriété opposée; et, si vous transportez leurs
effets sur une partie appréciable à nos sens, à l'œil par
exemple, vous verrez leurs effets antagonistes se traduire de
la même façon; le premier resserre la pupille, le second la

([1]) Même ouvrage, 3e édition, p. 327.

dilate; la digitale, la strychnine, le fer, le quinquina, l'alcool, les diurétiques, nous donneront tous des résultats analogues, et qui, tous, auront pour base d'action l'exagération ou la diminution d'une fonction, LA CIRCULATION CAPILLAIRE, par l'intermédiaire du système nerveux.

L'eau froide et le calorique, appliqués localement ou généralement, possèdent exactement ces deux propriétés opposées, appartenant à tous ces médicaments, mais à un degré beaucoup plus élevé, *parce que leurs propriétés se rapprochent plus de la fonction physiologique normale.* L'action des médicaments, dit avec beaucoup de raison l'illustre physiologiste du collége de France, n'est au fond qu'un empoisonnement incomplet (¹).

Ces deux actions thérapeutiques primitives, dont l'une est provoquée par le calorique et les deux par l'eau, ont reçu les noms d'action DÉPRIMANTE et d'action EXCITANTE, suivant que les fonctions sont augmentées ou diminuées.

Dans leurs applications, elles donnent lieu à une série de médications dont nous allons nous occuper, pour répondre à la seconde question du programme, qui est celle-ci :

§ II.

A quelles médications thérapeutiques donne-t-elle naissance?

L'action DÉPRIMANTE, autrement dit RÉFRIGÉRANTE de l'eau froide, donne lieu à trois médications, qui sont :

A, *la médication hémostatique;* B, *la médication antiphlogistique;* C, *la médication sédative, hyposthénisante.*

Si l'on se rapporte aux considérations qui précèdent, on comprendra tout de suite le mécanisme en vertu duquel ces

(¹) *Leçons sur les substances toxiques et médicamenteuses,* Claude Bernard. — Paris, 1862.

trois médications sont créées par ce mode d'action de l'eau froide.

L'eau froide, appliquée sur une plaie béante, excite les filets nerveux du grand sympathique. Celui-ci contracte les parois des vaisseaux qui donnent passage au sang, et l'écoulement diminue ou s'arrête. Voilà l'*action hémostatique*. Cette même action, diminuant la quantité de sang d'une partie, la calorification est amoindrie d'autant, et le développement des phénomènes complémentaires, dont l'ensemble a reçu le nom d'*inflammation,* est arrêté. C'est l'*action antiphlogistique*. Mais cette diminution dans la quantité de sang qui arrive, ou le ralentissement de son cours lorsqu'on généralise l'application hydrothérapique, a pour résultat la diminution de l'action nerveuse générale, puisqu'il est prouvé depuis longtemps que la force nerveuse tire son origine de l'action circulatoire, et *vice-versâ*. De là, cette union intime qui existe entre la médication antiphlogistique et la médication sédative, hyposthénisante. Aussi, ne peut-on dans une inflammation diminuer l'élément douleur sans diminuer les éléments phlogistiques, et réciproquement diminuer ceux-ci sans amoindrir celui-là.

Toutefois, il existe quelques nuances dans la pratique sur lesquelles nous allons revenir dans un instant, lorsque nous nous occuperons de la troisième question de notre programme.

L'ACTION EXCITANTE de l'eau froide donne lieu à sept médications, sur lesquelles deux empruntent le calorifique pour développer complètement leurs effets.

Ces médications sont :

A, *la médication excitatrice;* B, *révulsive;* C, *résolutive;* D, *reconstitutive et tonique;* E, *sudorifique, altérante, dépurative;* F, *antipériodique;* G, *prophylactique ou hygiénique.*

Toutes ces médications reposent sur ce seul fait : c'est

qu'après une application d'eau à basse température faite convenablement, il s'établit une réaction locale ou générale qui se traduit par une circulation plus active. Ne vous effrayez donc pas de cette longue série, et n'allez pas croire à une absorption complète de la thérapeutique générale par l'un de ses membres : l'hydrothérapie; elles ne représentent qu'une même action, prenant des noms divers, suivant les éléments organiques et fonctionnels sur lesquels on la fait agir.

Ce principe de l'unité d'action en thérapeutique hydrothérapique se retrouve aisément ailleurs. Ainsi, par exemple, un purgatif devient tour à tour un révulsif, un congestif, un décongestif, un antiphlogistique, suivant qu'on limite son action au petit ou gros intestin; qu'on augmente ou qu'on diminue la dose, et qu'on la répète plus ou moins souvent. Une révulsif cutané peut devenir un dérivatif, un résolutif, selon qu'on le fait agir pour résoudre une tuméfaction, un engorgement, ou bien en vue d'appeler sur un point éloigné une inflammation locale. Il n'est pas jusqu'aux médicaments spéciaux, comme l'ergotine, la belladone, les mercuriaux, etc..., qui ne puissent, à un moment donné, et selon les circonstances et le mode d'emploi, développer une action révulsive, altérante, antiphlogistique, hémostatique, etc...

Notre réponse sera complète quand nous aurons exposé succinctement le mécanisme particulier en vertu duquel chacune de ces médications hydrothérapiques se développe.

La médication excitatrice est le résultat de l'action stimulante de l'eau froide sur la sensibilité et la motilité. Cette action se rapproche beaucoup de celle produite par le massage; aussi réclame-t-elle les douches les plus fortes, les plus percussives. Du moment que sous l'influence de l'eau froide appliquée dans les conditions voulues, l'on provoque une circulation plus active dans l'économie, toutes les fonctions s'en ressentiront, et le résultat final de cet ébranlement généralisé sera une activité organique plus grande, c'est à dire une excitation. Localisée à la motilité et à la sensibilité, cette action prendra donc logiquement le nom de *médication excitante*.

La médication révulsive peut s'entendre de diverses façons, suivant le mécanisme avec lequel on l'obtient. Applique-t-on de l'eau ou de la neige sur un point quelconque, la réaction qui suit est caractérisée par une douleur, une chaleur vive, une accumulation plus grande de sang dans la partie. C'est de la révulsion locale *par congestion*. Généralise-t-on cette action, l'eau agit alors comme une immense ventouse appliquée sur tout le corps ; elle appelle le sang à la périphérie, et en sort autant des organes internes hypérémiés.

Si, au lieu d'une simple application d'eau froide, vous faites agir le calorique, l'effet révulsif, c'est à dire la congestion sanguine artificielle est primitive, directe, au lieu d'être le résultat d'un premier effet déprimant, sédatif. Ce mode de révulsion a ses indications et ses contre-indications, sur lesquelles nous tâcherons de revenir. Si, au lieu d'une simple congestion passagère, obtenue à l'aide d'une application courte de l'eau froide, on entretient une hyperémie permanente à l'aide de procédés spéciaux, on amène peu à peu une irritation locale, des pustules, des furoncles, ou tout au moins des gerçures, ce qui constitue *la révulsion par inflammation*.

La médication résolutive est souvent le complément, la résultante de la précédente. Toute augmentation dans l'activité de la circulation ayant pour effet un travail de nutrition plus actif, celui-ci sera suivi naturellement d'un acte de résorption interstitielle, comme cela a été expliqué et démontré dans l'étude de la doctrine physiologique de l'hydrothérapie.

La médication reconstitutive et tonique est, de toutes les médications hydrothérapiques, la plus importante, et cela se conçoit aisément, si l'on songe qu'il n'est pas d'affection chronique sans arrêt ou diminution de toutes les fonctions et, parmi elles, de la plus importante de toutes : la fonction circulatoire, ou plutôt la diminution ou l'altération des éléments constitutifs du sang. S'il est vrai, et cela nous semble démontré maintenant, après toutes les considérations qui précèdent, que le sang est le résultat d'un travail de nutrition normal, et que ce dernier, pour se produire dans de bonnes conditions, a besoin de l'intégrité de l'innervation et de la circulation, il est évident que toute méthode de traitement qui aura pour effet d'actionner, de stimuler, de réveiller ces grandes fonctions, sera suivi d'une augmentation dans les qualités du sang, et partant d'une nutrition plus riche, plus active.

On voit que nous tournons toujours dans le même cercle ; que tout se lie et s'enchaîne dans *la vie fonctionnelle*, et que l'action portée sur l'un des éléments de cette chaîne va successivement retentir et se reporter à tous les autres. De là, cette action d'ensemble que nous retrouvons à un si haut degré dans cette méthode de traitement.

Sous l'influence de la même action thérapeutique, on voit un organisme, chez lequel l'innervation, la circulation, la nutrition, la calorification, la digestion, la sécrétion sont troublées à des degrés divers, reprendre peu à peu et simultanément leur équilibre. Aussi serait-on bien empêché d'en donner la raison, si l'on n'admettait cette doctrine de la thérapeutique fonctionnelle, et serait-on encore plus embarrassé pour en apprécier toute la valeur, même en ayant les résultats les plus convaincants sous les yeux.

C'est pour les mêmes raisons que d'ores et déjà nous pouvons établir ce précepte thérapeutique, que l'hydrothérapie agira toujours plus ou moins dans un grand nombre de maladies chroniques, n'importe l'origine ou la nature. Toutefois, il faut ajouter que celles d'entre elles dont l'origine tient à une affection organique incurable ne retireront jamais de cette méthode de traitement qu'un résultat très passager ou absolument nul, quelquefois même une aggravation dangereuse.

La médication sudorifique, altérante, dépurative, a pour base d'action, comme l'indique son nom, l'augmentation des sécrétions de la peau, et surtout de la sueur. Le mécanisme en est simple et facile à saisir. Le calorique appliqué convenablement amène une congestion sanguine intense dans tout le réseau capillaire cutané. Bientôt après, cette activité circulatoire est suivie d'une sécrétion plus abondante des glandes sudoripares, et la sueur devient apparente. Répétée dans des conditions voulues, cette sudation artificielle, très facile à obtenir, a pour effet les résultats thérapeutiques que vous connaissez tous.

La médication anti-périodique comprend trois éléments distincts, dont il faut tenir compte pour en apprécier le mécanisme. La périodicité est une sorte de convulsion du système nerveux. Tout agent sédatif, perturbateur de ce système, aura pour effet de la rompre et de la détruire. À ce titre, l'application brusque d'une douche générale d'eau froide, quelques minutes seulement avant un accès fébrile, est suivie d'un mouvement en sens inverse, d'une réaction vive qui empêche le développement du stade de froid ou qui le retarde. L'expérience est facile à faire et à constater. Le second élément de la périodicité appartient à l'empoisonnement paludéen. Cette action morbigène a pour résultat une anémie générale, un trouble organique qui se traduit par un arrêt, un ralentissement de la plupart des fonctions de l'économie, et surtout de la digestion, des fonctions de la peau et de la nutrition. On emprunte à la douche froide dont nous venons de parler l'action stimulante, reconstitutive, tonique nécessaire pour réveiller, pour relever l'organisme. Et c'est même à ces conditions que vous verrez disparaître plus aisément l'élément nerveux, convulsif, qui se traduit par un mouvement fébrile périodique. De là, la difficulté de réussir quelquefois avec le sulfate de quinine, lorsque l'organisme est profondément empoisonné, et qu'on ne parvient pas, *avant tout,* à le reconstituer. Le sulfate de quinine, médicament excellent contre la périodicité, n'est et ne peut être un médicament reconstitutif; il produit même quelquefois l'effet inverse, lorsqu'il est mal supporté.

Le troisième élément est constitué par la congestion sanguine chronique dont la rate et quelquefois le foie sont le siége. Il est d'observation qu'une douche puissante en jet, dirigée pendant quelques minutes sur ces organes, a pour effet immédiat de diminuer cette congestion et le volume de ces viscères. L'action révulsive de la douche générale dont nous parlions tout à l'heure vient encore aider cet effet, en appelant énergiquement le sang à la peau.

De ces trois actions distinctes, combinées entre elles, mises en jeu en même temps, résulte une modification anti-paludéenne d'une incomparable valeur, valeur dont on apprécie bien la portée lorsqu'on s'adresse aux maladies paludéennes des pays chauds; car, alors, la périodicité de la fièvre est le moindre élément de la question, l'*empoisonnement paludique* est tout, et, de celui-ci, l'hydrothérapie triomphe mieux que tout autre médicament.

L'existence de *la médication hygiénique* de l'hydrothérapie ressort de toutes les considérations qui précèdent. De même que la gymnastique, les professions corporelles, la chasse, la vie dans les pays montueux, au bord de la mer, l'hydrothérapie imprime à toutes les fonctions une impulsion dont la résultante est un meilleur emploi, une utilisation plus complète de toutes les forces vives de l'organisme. L'homme soumis au repos ressemble à un moteur dont on laisse perdre la force. Cette force, localisée suivant les professions manuelles, se traduit par des effets locaux de nutrition très appréciables, témoin les modelés particuliers que connaît bien le statuaire, et dont il tient compte, selon qu'il sculpte le torse d'un hercule ou celui d'un danseur. L'hydrothérapie ne faisant pas exercer seulement les bras ou les jambes, comme le boulanger, le mécanicien, le coureur ou le danseur, mais actionnant au contraire toutes les fonctions, amène un développement plus complet de l'être vivant.

§ III.

Dans quelles mesures une ou plusieurs de ces médications peuvent-elles être appliquées en dehors des établissements et de toute installation hydrothérapique ?

Messieurs, il serait nécessaire de bien établir la condition et les procédés à l'aide desquels on développe les médications hydrothérapiques, pour faire un partage équitable entre celles qui appartiennent aux établissements proprement dits et celles qu'on peut obtenir loin de ces lieux, au domicile du malade.

Malheureusement, les détails de tous ces procédés nous entraîneraient trop loin. Bornons-nous à développer les deux conditions essentielles de toute application hydrothérapique, selon qu'on désire obtenir l'*action déprimante* ou l'*action excitante* de l'eau froide. Cela dit, on pourra aisément en faire l'application à la pathologie.

L'objet principal de cette conférence étant, avant tout, de mettre en lumière les ressources que l'hydrothérapie, appliquée au domicile du malade, offre aux praticiens, nous nous appesantirons surtout sur les procédés qui mettent en jeu l'action *déprimante* de l'eau froide, parce que ces procédés peuvent se passer de toute installation hydrothérapique.

Il faut, en effet, pour obtenir cette action, éviter toute espèce de choc, par conséquent toute espèce d'appareils proprement dits.

Cinq procédés principaux sont employés en pareil cas; ce sont :

A, *les bains froids, partiels ou généraux, et l'immersion;* B, *l'affusion froide;* C, *le drap mouillé froid;* D, *les compresses froides et l'irrigation froide ou tempérée;* E, *le bain ou l'immersion tempérés ou tièdes, partiels ou généraux.*

LE BAIN FROID peut se prendre dans le premier récipient venu de capacité suffisante, pour que le corps entier ou une portion plonge dans le liquide; l'eau employée devra avoir 12° à 15° au maximum. La durée du bain variera nécessairement suivant l'état des forces, la nature de l'affection et l'étendue de la portion du corps immergée. Les limites extrêmes seront, en général, de cinq minutes à une heure pour le bain entier, et de plusieurs heures pour le bain partiel. Rarement, on atteindra ces chiffres, parce que, dans le premier cas, il faut que le sujet soit bien faible, pour qu'il n'y ait pas à la suite une réaction trop vive, qu'on cherche précisément à éviter, et que, dans le second, il est nécessaire que le sujet soit assez vigoureux pour réagir et ne pas être exposé à des congestions internes, suites naturelles d'une concentration, d'un refoulement trop violent du sang, de la périphérie au centre. Pendant toute la durée de ce bain, on placera une compresse ou une éponge froide sur la tête. A la fin de la séance, le malade sera essuyé, puis frictionné avec soin un temps suffisant, pour que la réaction s'opère *lentement* et *modérément.* Si ses forces le lui permettent, il se livrera à une promenade, dont il accélérera ou ralentira le pas, selon

2

qu'il tardera plus ou moins à se réchauffer. Jamais il ne cherchera à élever l'activité circulatoire et à amener la moiteur à la peau par un exercice trop violent; auquel cas, le but ne serait plus du tout rempli.

Le bain entier froid est quelquefois très pénible, ou tout au moins trop désagréable; d'autres fois, il dépasse le but si on le prolonge, ou bien il ne l'atteint pas s'il est trop court.

On peut alors le remplacer par L'AFFUSION FROIDE. Cette dernière est pratiquée de la manière suivante : Le sujet se place debout ou assis dans une baignoire vide; un aide prend un seau d'eau à 12° ou 15°, monte sur une chaise, et la verse *doucement* sur le corps, d'une hauteur de un à deux pieds au maximum, mesurée à partir de la tête du malade. Il répète ainsi cette opération deux à dix fois, de manière à ce que sa durée totale soit de trente secondes à cinq minutes environ.

Cela fait, le malade est essuyé, frictionné, etc..., et se livre ensuite au même exercice qu'après le bain froid. S'il ne peut marcher, on le couche dans un lit chauffé; on place deux ou trois bouteilles d'eau bouillante le long de son corps, et on le couvre avec soin.

L'affusion offre une légère différence avec le simple bain froid, en ce que la chute d'eau, même d'une faible hauteur, produit tout à la fois, en raison de sa masse, un certain choc et une action perturbatrice que ne peut posséder le bain, à moins, toutefois, que ce dernier ne soit donné par surprise, ce que nous ne conseillerons jamais. Cette légère différence d'action fait que l'affusion appartient également à *l'action excitante* de l'eau froide, surtout lorsqu'on lui fait subir quelques modifications, qui seront indiquées en parlant de celle-ci.

LE DRAP MOUILLÉ possède la même action que l'affusion.

Il déprime et excite en même temps, ou bien il ne donne que le premier de ces deux effets, suivant la durée de son application. Il diffère de l'affusion, en ce qu'il n'ébranle pas autant l'organisme, en ce que, déprimant peu, il excite moins.

On procède à cette application hydrothérapique de la manière suivante : On prend un drap de grosse toile, on le trempe dans de l'eau froide, puis on le tort modérément. Cela fait, on le déploie, et on enveloppe subitement tout le corps des pieds à la tête. On se hâte de frictionner vigoureusement en passant la main à plat sur le drap. Cette première partie de l'opération doit durer en tout quinze secondes à deux minutes. La suite diffère selon qu'on veut obtenir l'effet déprimant ou l'effet excitant de l'eau froide. Dans le premier cas, on laisse le drap sur le corps jusqu'à ce qu'il commence à tiédir légèrement; on le remplace alors par un nouveau drap froid, et ainsi de suite pendant une demi-heure, une heure, suivant les besoins. Quelquefois, la simple application d'un seul drap, qu'on laisse réchauffer peu à peu sur le corps, suffit pour amener un effet sédatif léger, mais suffisant. Dans le second cas, aussitôt la friction faite avec le drap mouillé, on la renouvelle avec un drap sec; puis le sujet s'habille, et se livre à un exercice actif pour amener une réaction rapide. Ce procédé hydrothérapique, très simple, facile à se procurer partout, est un des meilleurs pour l'hydrothérapie à domicile, quand il est manié à propos et avec énergie.

LES COMPRESSES FROIDES appliquées *loco dolenti* sont soumises aux mêmes préceptes que le drap mouillé. Renouvelées toutes les cinq à dix minutes, suivant la température de l'eau et de l'atmosphère, elles amènent une sédation, un effet calmant local des plus salutaires dans certains cas. Renouvelées deux à trois fois par vingt-quatre heures, recouvertes chaque

fois par une pièce de flanelle doublée d'une plaque de toile
cirée, elles se réchauffent rapidement, amènent un bain de
vapeur et une excitation locales, qui, à la longue, se termine
par une éruption furonculeuse ou des abcès. On a alors la
révulsion par inflammation.

LES IRRIGATIONS FROIDES OU TEMPÉRÉES sont surtout applicables à la chirurgie. Elles ont eu leurs périodes d'engouement et de dédain. Mais aujourd'hui, on peut dire, avec
Percy, que c'est le moyen le plus héroïque pour juguler les
inflammations dangereuses, comme celles qui succèdent aux
plaies contuses, aux plaies par armes à feu, et même aux
plaies chirurgicales.

Il faut régler l'application du liquide, dont la température
peut varier de 0° à 28°, suivant le degré de vitalité de la
partie, c'est à dire suivant la somme d'innervation, de circulation, de nutrition et de calorification de la partie qui y est
soumise, par rapport au nombre total que possède l'économie.
En un mot, plus cette portion du corps sera loin des centres,
plus son volume sera petit, son réseau nerveux et artériel
peu abondants, plus l'action réfrigérante, déprimante sera
modérée. La durée de l'irrigation variera nécessairement
avec la durée du premier travail inflammatoire qui suit l'action traumatique. On ne réussira bien et rapidement qu'à la
condition de faire arriver le liquide peu à peu, sans aucun
choc. Plus la partie qu'on veut atteindre est profondément
située, plus sera basse la température du liquide. La glace,
par exemple, agit très bien dans les traumatismes de la tête
pour prévenir les complications cérébrales. Elle réussirait,
au contraire, assez mal le plus souvent dans les traumatismes
des extrémités.

LE BAIN TEMPÉRÉ OU TIÈDE, PARTIEL OU GÉNÉRAL, est le
dernier procédé de la médication hydrothérapique déprimante
que nous ayons à examiner. Sa température peut varier de

18° à 32°; sa durée peut aller à plusieurs heures. On peut l'employer seul, ou bien y joindre l'effet perturbateur de l'affusion froide; on a toujours soin, pendant son application, de maintenir une éponge ou un linge mouillé froids sur la tête du malade. C'est à ce bain que Pomme, dans le dernier siècle, dut ses succès les plus merveilleux dans les maladies nerveuses; il est vrai de dire qu'il l'employait avec une rare audace.

Messieurs, je crois n'avoir pas besoin de vous faire saisir les nuances thérapeutiques de ces cinq procédés de la méthode hydrothérapique *à action déprimante.*

Le bain froid sera réservé pour les sujets vigoureux chez lesquels la maladie nerveuse, hystérie, névropathie, n'aura pas usé les ressorts de la vie, et chez lesquels il faut agir violemment et rapidement, sans avoir à craindre une surexcitation générale secondaire.

L'AFFUSION FROIDE, seule ou jointe au bain froid, conviendra surtout lorsque, dans une crise nerveuse, par exemple, on veut perturber brusquement le système nerveux; ou bien encore, lorsqu'on désire joindre à l'effet sédatif du bain froid une légère action excitante tonique; alors on lui fera subir un changement que nous indiquerons bientôt. Il est évident que les sujets affaiblis par la durée de la maladie devront y être soumis.

Les compresses froides sont des sédatifs locaux qui s'adressent surtout à la douleur et à la calorification lorsqu'on les renouvelle fréquemment.

Le drap mouillé, répété un grand nombre de fois, est essentiellement sédatif; sa plus heureuse application est dans la fièvre typhoïde à forme ataxique. En général, on a soin alors d'attendre l'échauffement complet du drap, une demi-heure à deux heures avant de le renouveler. Si on ne le renouvelle pas, il devient légèrement excitant, et convient.

particulièrement dans la fièvre typhoïde à forme adynamique. Ce ne sont pas simplement ses seules applications. Je prends des types, à vous de faire la généralisation.

LE BAIN TEMPÉRÉ OU TIÈDE, partiel ou général, prolongé plusieurs heures et répété souvent, *a une action sédative plus lente, mais beaucoup plus profonde* que le bain froid, sans avoir les mêmes inconvénients et sans exposer aux mêmes dangers.

· Il devient aussi un véritable antiphlogistique d'une grande portée, sans avoir l'action spoliative de la saignée. — Vous savez tous le parti qu'en ont tiré les aliénistes dans la *manie aiguë,* par exemple.

S'il était possible de développer l'ACTION EXCITANTE de l'eau froide au domicile du malade aussi facilement, et *surtout aussi énergiquement,* que son action déprimante, il ne serait besoin ni d'établissements, ni d'installations hydrothérapiques. Malheureusement il n'en est pas ainsi. La *réaction,* phénomène terminal de l'action excitante, est toujours en rapport direct avec la sédation primitive, à la condition que celle-ci soit courte et forte, et que celle-là soit aidée puissamment par L'ACTION PERCUSSIVE de l'eau, projetée avec force sur le corps.

Il faut donc, pour répondre à cette double indication, avoir à sa disposition de l'eau à basse température, et que cette eau provienne d'une chute de douze à quinze mètres de hauteur. Les appareils qui la distribuent, douches en pluie, en jet, en lame, en cloche, en cercle, remplissent des indications particulières importantes en modifiant la stimulation suivant les besoins thérapeutiques.

Toutefois, les trois premiers procédés hydrothérapiques appartenant à l'action déprimante de l'eau froide, peuvent, à l'aide de quelques modifications, et dans une certaine mesure, produire l'action excitante qu'on recherche ici. Ils produiront moins, certainement, que les appareils que nous venons de nommer, alimentés par une chute d'eau puissante; mais cependant ils ne seront pas à dédaigner.

Le bain froid sera donné court, et il faut entendre par là un espace de temps assez variable compris dans les *limites moyennes* de cinq secondes à une minute.

L'affusion froide sera donnée pendant le même espace de temps; on aura soin de verser l'eau brusquement, de manière que le poids de la masse remplace un peu le poids donné par la hauteur du liquide fourni par un bassin surélevé; en outre, l'opérateur montera sur une échelle, de manière à ce qu'il puisse verser l'eau de huit à dix pieds de hauteur; il aura trois à quatre sceaux d'eau autour de lui, et les jettera brusquement et rapidement l'un après l'autre, en laissant le moins d'intervalle possible entre chaque projection de liquide.

Il ne faut jamais employer l'arrosoir muni d'une pomme quand on recherche l'effet excitant de l'eau froide; la division du liquide en jets fins et multiples augmente alors l'effet sédatif dans une proportion d'autant plus considérable qu'on n'a pas ici la force de pression nécessaire pour le contrebalancer. Cet appareil primitif pourrait, au contraire, s'employer utilement pour l'affusion sédative, en place d'un sceau d'eau qu'on verse doucement sur le corps. Cette observation est d'autant plus importante, que souvent on est tenté de recourir à un arrosoir muni de sa pomme, parce qu'il semble, au premier abord, donner une douche en pluie imitant assez bien celles qu'on administre dans les établissements hydrothérapiques.

Nous avons déjà indiqué les modifications à faire subir au drap mouillé et aux compresses froides pour leur faire produire l'effet excitant.

Le bain tiède ne peut jamais être excitant et les irrigations froides sont des procédés réservés aux actions sédatives et antiphlogistiques appliquées à la chirurgie.

Le demi-bain froid, alterné rapidement avec le demi-bain attiédi, de cinq en cinq secondes, accompagné de frictions vigoureuses avec l'eau de ces bains et d'une durée de une à trois minutes, possède une action plus excitante que les procédés qui viennent d'être énumérés. Ils rappellent de loin, il est vrai, l'action excitante de la douche écossaise. C'est l'un des procédés dont Priessnitz a fait le plus grand usage, et avec un succès qui a presque lieu d'étonner, lorsqu'on compare son action à celle fournie par les appareils hydrothérapiques. Pour y recourir, il suffit d'avoir deux baignoires, deux cuves : dans l'une, on met une couche d'eau de 10 à 15 centim. à 12° ou 15°; dans l'autre, une couche d'eau de 30 centim. à 20° ou 30°, suivant la saison.

Le malade est placé dans la première baignoire. Deux aides, et lui-même aidant, frictionnent rapidement tout le corps, avec leurs mains trempées dans l'eau du bain. Cette première partie de l'opération dure cinq secondes. On place alors le malade dans la seconde baignoire. On répète la même opération pendant cinq à quinze secondes, selon que l'effet sédatif obtenu par le premier bain aura été faible ou fort. Le malade, une fois réchauffé, est encore remis pendant cinq secondes dans le premier bain; puis il revient encore dans le bain tiède, et ainsi de suite pendant une, deux, trois minutes. On a soin de terminer par le bain froid.

Après l'une ou l'autre de ces opérations, le malade sera frictionné vigoureusement, puis il se livrera à une promenade rapide, si ses forces le lui permettent, ou à des exercices gymnastiques; dans le cas contraire, on le couchera convenablement, comme cela a été indiqué tout à l'heure.

Les effets multiples de cette action excitante de l'eau froide sont petits, pris isolément; mais, par leur simultanéité, ils constituent un faisceau thérapeutique d'une énergie considérable. Le fer, le quinquina, agissent directement sur la nutrition, et l'on connaît leur puissance. Mais ils ne paraissent pas avoir en même temps une action bien directe sur l'innervation et la calorification; voilà leur faiblesse. Les antispasmodiques, les sédatifs pharmaceutiques agissent sur le système nerveux, mais ont-ils, en même temps, une action bien réelle sur la nutrition, sur la circulation, sur la digestion, sur les sécrétions et sur les fonctions de la peau, si nécessaires à rétablir dans toutes les maladies chroniques? Cela ne nous paraît pas prouvé, et si l'on veut mêler, combiner tous ces médicaments, fort utiles, il est vrai, dans leur sphère particulière, mais ne pouvant généraliser leurs effets, l'on transforme involontairement l'estomac en un alambic; or, il ne s'accommode pas toujours à cet usage.

Ainsi donc, vous tirerez de ces procédés hydrothérapiques, toujours placés sous votre main, des effets que ne peuvent toujours vous donner les produits pharmaceutiques. N'allez pas croire, cependant, à une tendance de notre part à proscrire ces derniers — bien loin de là — ils ont leurs indications, leurs à-propos, leur action propre, souvent très précieuse; mais nous voudrions simplement prévoir, répondre à cette objection qui, j'en suis sûr, a dû déjà naître dans votre esprit. Comment une action thérapeutique si légère, si fugace, qu'une simple application froide, peut-elle arriver à des résultats sérieux? Eh bien! vous en trouverez l'explication dans ce que nous disions tout à l'heure, à savoir : *Sa simultanéité d'action sur toutes les fonctions de l'économie,* et il faut ajouter *l'avantage inappréciable* de pouvoir répéter indéfiniment, et tous les jours, cette action, sans crainte de troubler les fonctions digestives et de fatiguer l'économie outre mesure.

Chez l'individu soumis à une application froide courte et répétée, la circulation devient plus active, la peau fonctionne plus énergiquement, s'habitue à l'impression du froid, y résiste par conséquent davantage; la nutrition précipite les actes d'assimilation et de désassimilation; un besoin instinctif de réparation se fait sentir, et alors la digestion est activée, l'appétit revient. Les organes atteints de congestion chronique reprennent leur volume normal, et à mesure leurs fonctions sécrétoires reprennent leur activité, et c'est ainsi que, de proche en proche, d'une fonction à l'autre, vous arriverez, par les liens qui les unissent, à amener un ébranlement général, un réveil de toutes les forces vives de l'économie. C'est le mouvement, transformé en puissance organique, sous l'influence de la force vitale.

Les applications pathologiques sont nombreuses, et vous les énumérer toutes serait impossible. En voici un rapide aperçu :

Le plus grand nombre des affections nerveuses, et parmi elles quelques cas de congestions sanguines chroniques, des centres nerveux (encéphale et moelle), l'hystérie, la chorée, la névrose cardiaque, la lypémanie, l'hypocondrie, et tous ces troubles indéterminés ayant pour nom commun le nervosisme, les névralgies simples ou rhumatismales.

Certaines affections chroniques du tube digestif, du foie et de la rate, n'offrant aucune lésion organique proprement dite.

L'asthme, surtout celui qu'on observe avant la vieillesse et chez les hystériques; la bronchite chronique; les affections chroniques de l'utérus qui ne sont pas de nature organique, telles que les congestions sanguines chroniques; la métrite chronique, les déviations utérines.

La fièvre intermittente et la cachexie paludéenne.

La spermathorrée, l'impuissance génitale qui ne provient

que d'un abus des plaisirs vénériens ou des pertes séminales, la cystite et la névralgie du col de la vessie.

Les affections lymphatiques, anémie, chlorose, et les maladies rhumatismales aiguës ou chroniques.

Mais ces dernières affections, et celles des voies génito-urinaires dans les deux sexes, réclament des appareils spéciaux qu'il est bon de signaler, parce qu'ils peuvent être placés sous votre main.

Nous avons déjà exposé l'action physiologique des bains froids, tempérés ou tièdes, généraux ou partiels. Ces derniers s'appliquent avec avantage sous forme de bains de siége ou de pieds. Priessnitz les avait singulièrement multipliés en les appliquant localement à presque toutes les parties du corps. — Leur action tantôt excitante, tonique et révulsive, tantôt sédative, calmante, antiphlogistique, suivant leur durée et leur température, est utilisée dans les affections des voies génito-urinaires dans les deux sexes, ou bien à titre de révulsif dans les cas de congestion sub-aiguë ou chronique des centres nerveux. En se reportant à ce qui a été dit, on formulera aisément selon les cas. Il en est de même des lavements et des injections vaginales tièdes ou froides, courtes ou longues. Elles sont trop bien connues de vous tous, pour que nous nous appesantissions sur ce point.

Le rhumatisme, les névralgies, les affections chroniques des viscères abdominaux, les congestions sanguines chroniques ou sub-aiguës de la moelle, la syphilis, exigent les médications, révulsives ou sudorifiques, obtenues à l'aide du calorique.

On peut recourir aisément aux deux procédés suivants, en dehors des établissements hydrothérapiques :

A, *le maillot sec ou humide;* B, *la lampe à alcool.*

LE MAILLOT est appliqué de la manière suivante : le malade, une fois complètement déshabillé, est enveloppé, des pieds jusqu'au cou, avec un grand drap sec ou mouillé; on a soin de serrer le drap, de manière à empêcher le plus possible le passage et le renouvellement de l'air autour du corps; les bras doivent être étendus le long du corps, et les jambes rapprochées; il est quelquefois nécessaire de placer un urinal à cause de la longueur de l'opération. Par dessus le drap, on place de la même manière deux à quatre couvertures, et au besoin, sur le tout, un édredon. La tête est légèrement relevée et enveloppée avec un linge mouillé. Voici maintenant ce qui se passe : au premier sentiment de froid succède, après un temps assez variable d'une demi-heure à une heure environ, un sentiment de chaleur légère, qui va peu à peu en augmentant. Au bout de deux à trois heures environ, la peau est légèrement chaude et moite. A partir de cet instant, on a soin de faire boire au patient un quart de verre d'eau froide toutes les dix à quinze minutes. Il est rare qu'au bout de quatre à cinq heures, le corps, à moins qu'il ne soit très réfractaire, ne se trouve en pleine transpiration. On découvre alors et rapidement le sujet, et on le soumet soit à une affusion, soit à une immersion froides, qui dure de une à deux minutes; en général, elle doit être d'autant plus longue, que la sudation, l'excitation, ont été plus fortes, et que le sujet est plus vigoureux, plus apte à réagir.

Nous n'avons pas besoin de vous dire, Messieurs, que ce procédé de sudation est très désagréable sous tous les rapports. Si la nature calme et placide des Allemands a pu s'en accommoder, notre caractère vif et prompt n'a pu s'y soumettre complètement.

M. Andrieux (de Brioude) l'a heureusement modifié en interposant, entre les couvertures et le drap mouillé, des demi-cylindres à doubles parois qu'on remplit d'eau bouillante. Néanmoins, même avec cette adjonction, la sudation au maillot met trop souvent à bout la patience du malade, comme j'ai eu l'occasion de le constater lorsque j'ai voulu y recourir. Et puis, songez bien qu'il est quelquefois nécessaire de répéter cette opération tous les deux ou trois jours.

Cependant, il est des cas où cette opération est plus praticable : c'est lorsqu'il suffit d'exciter légèrement la peau. On arrête l'opération au bout d'une demi-heure à une heure environ, lorsque le corps est réchauffé et la peau légèrement moite. On a surtout recours à ce mode particulier d'enveloppement dans les affections où les fonctions cutanées sont arrêtées ou profondément perverties. L'enveloppement sec est le moins désagréable, celui avec lequel on arrive le plus rapidement à la sueur, mais il n'a malheureusement pas l'action énergique et profonde de l'enveloppement humide. Les saisons influeront nécessairement sur la durée de cette opération hydriatrique; elle sera toujours plus aisée l'été que l'hiver, même dans un appartement clos et chauffé.

Dans les établissements hydrothérapiques bien installés, munis d'étuves à air chaud, à vapeurs humides aromatisées, le maillot est d'une exécution prompte et facile. Après un séjour de cinq à quinze minutes dans l'étuve, le malade est couché, enveloppé, et immédiatement le corps se couvre de sueur; une heure après, l'opération entière est complètement terminée. J'ajouterai que l'étuve ou la sudation à l'alcool permettent seules de faire agir rapidement et vigoureusement le calorique. Seules donc elles peuvent vous donner *la révulsion par augmentation calorifique,* si précieuse dans les congestions sanguines de la moelle, dans les névralgies et dans quelques rhumatismes tout à fait chroniques.

Si n'étaient ces inconvénients pratiques, je n'hésiterai pas à vous dire que le maillot est le meilleur et le plus puissant de *tous les procédés sudorifiques* de la médication hydrothérapique.

LA SUDATION A L'ALCOOL est d'une pratique beaucoup plus facile et plus simple.

Un vase en métal, d'une contenance de vingt à quarante centilitres, percé en dessus de quatre orifices surmontés de becs en métal et garnis de mèches cylindriques en coton; un fauteuil à bras et à double siége, espacés chacun de vingt centimètres; le second seul, percé de trous et recouvert avec une serviette ou un petit paillasson; le bas de ce fauteuil est fermé par des planches percées de trous, afin d'éviter l'action rayonnante de la flamme sur les jambes; des bras et du dossier du fauteuil partent deux à quatre cerceaux en bois, afin que la couverture ou le manteau de toile ciré dont on recouvre le malade, hormis la tête, ne vienne pas à toucher les épaules et permette le libre passage autour du corps de l'air échauffé par la lampe. On a soin de bien fermer la couverture au niveau du cou, afin d'éviter toute perte de calorique.

L'appareil étant ainsi disposé près d'une fenêtre qui permette, s'il est besoin, l'accès facile de l'air extérieur, le malade placé, on allume de deux à quatre becs, selon qu'on veut échauffer rapidement ou lentement l'espace clos limité par les couvertures.

Dans le premier cas, *action sudorifique*, la séance peut durer à partir de l'apparition des premières gouttes de sueurs, de dix minutes à trois quarts d'heure. On a soin de faire boire au malade, de temps à autre, quelques gorgées d'une eau pure et fraîche. L'opération terminée, il est débarrassé de ses couvertures et va se précipiter résolûment dans un bain d'eau froide, ou bien on lui verse quelques seaux d'eau sur le corps. Cette opération se répète plus ou moins souvent, selon la maladie, la durée du traitement et surtout suivant les forces du sujet et la durée de chaque sudation. Sont-elles courtes de dix minutes environ, on peut presque toujours recommencer tous les matins, quand cela est nécessaire; sont-elles longues, ou le malade est-il très faible, une à deux par semaine suffiront amplement. La température de ce bain d'air chaud varie dans les limites extrêmes de 32° à 40°.

L'*action révulsive* par le calorique ne s'obtient bien qu'à la condition d'agir rapidement. L'opération entière doit durer au plus quinze à vingt minutes. Sitôt que la face est rouge, injectée, le pouls dur, développé, la peau fortement congestionnée et moite, on arrête et l'on soumet le patient à l'eau froide. Ce procédé, essentiellement révulsif, lasse moins que le précédent, et peut se répéter davantage. La température de cette étuve va de 45° à 55° en moyenne.

L'action sudorifique de l'étuve vous rendra des services éminents toutes les fois qu'il sera nécessaire de réveiller ou d'augmenter les fonctions de la peau. Nous ne craindrons nullement d'être taxé d'exagération, en vous disant qu'elle est infiniment supérieure à celle de tous les sudorifiques de la matière médicale.

L'action révulsive de l'étuve est peut-être d'une application plus restreinte, mais aussi sûre que la précédente. Nous avons déjà indiqué les maladies principales auxquelles elle s'adresse.

Mais il faut bien se garder de recourir à ces moyens toutes les fois qu'on a affaire à une affection de l'encéphale. Pour quelques cas très rares de cet organe où ces médications seraient peut-être utiles, tous les autres n'en retireraient que des effets des plus désastreux; la mort, à bref délai, pourrait même s'en suivre.

Il faut avoir soin de placer la lampe dans une assiette pleine d'eau, et de prendre toutes les précautions nécessaires pour ne pas brûler partiellement le malade ou mettre le feu aux couvertures et aux appartements. J'avais oublié de vous dire également qu'il est nécessaire de placer un linge ou une éponge mouillée sur la tête du sujet pendant la sudation, et de pratiquer l'opération dans une pièce aérée, près d'une fenêtre, afin de pouvoir toujours faire respirer de l'air frais au patient pendant l'opération.

Messieurs, nous croyons avoir résumé aussi fidèlement et aussi brièvement que possible les procédés à mettre en usage dans la pratique de l'hydrothérapie à domicile. Nous passons sous silence, à dessein, l'usage de l'eau à l'intérieur et de l'hygiène, pour ne pas allonger inutilement cette conférence. Vous en trouverez les détails et les préceptes dans tous les traités s'occupant de la matière. Vous n'oublierez pas que sans ces deux adjuvants, d'une importance capitale, surtout le dernier, l'hydrothérapie ne vous donnerait souvent que des résultats éphémères. Mais nous serions tout à fait incomplet, si nous ne vous parlions pas de l'hydrothérapie employée dans un simple but hygiénique, des *appareils hydrothérapiques portatifs,* de la *durée générale du traitement* et de l'*intervention médicale* dans cette méthode thérapeutique.

L'hydrothérapie est, sans contredit, l'un des plus puissants moyens hygiéniques destinés à améliorer l'espèce. Le gymnase et l'eau froide devraient être la base essentielle de l'hygiène, appliquée à tous les âges, mais encore plus à l'enfance et à l'adolescence. Que de choses aurions-nous à dire sur cet important sujet, et que de regrets, en même temps, à exprimer sur le peu de soins apportés à l'éducation physique de l'enfant dans notre pays. Il semble que tout a été prévu dans notre organisation universitaire pour développer hâtivement l'esprit aux dépens du corps; on oubliait ainsi ce précepte fondamental : « *mens sana in corpore sano.* » Si, dans l'histoire de l'humanité, on trouve des intelligences d'élite dans des corps frêles, on doit reconnaître que les puissants génies dont l'activité dévorante et la raison prématurée étonnèrent le monde, avaient à leur service une

riche et puissante organisation. Mais, sans vous faire entre-
voir ni espérer de pareils résultats, nous ne saurions trop
vous assurer de l'utilité de premier ordre de ces deux grands
moyens de régénération organique. Leur mise en pratique
est fort simple. L'eau froide peut être appliquée sous forme
de lotions générales, avec une éponge, chez le jeune enfant;
plus tard sous la forme d'immersion rapide dans un bassin.
Dans les deux cas, la durée de l'opération devra osciller
entre cinq secondes et une demi-minute, suivant l'âge du
sujet et la saison. Le gymnase, que nous négligeons beaucoup trop, malgré le bon exemple que nous donne l'Allemagne
depuis des siècles, consistera dans des exercices corporels
généraux, gradués sagement au fur et à mesure que l'enfant
ou l'adulte s'y habitueront, et jamais dans des tours de
force. C'est, malheureusement, pour avoir trop considéré ces
exercices à ce dernier point de vue que le public, et même
les médecins, les jugent indignes de leur attention. Et
cependant, qui pourrait mesurer l'immense portée des exercices gymnastiques dirigés avec intelligence, suivant l'âge,
la force, le sexe et la maladie? N'est-ce pas de ces exercices
qu'on pourrait dire : c'est de la thérapeutique fonctionnelle
de premier ordre?

L'eau froide, disions-nous il n'y a qu'un instant, est
un puissant moyen hygiénique. Elle est également utile
comme terminaison complémentaire d'un traitement hydrothérapique. Il nous est arrivé souvent de la prescrire dans
ce but, et d'observer, sous l'influence de simples lotions
froides pratiquées tous les matins au sortir du lit pendant
nne demi-minute, la guérison de maladies fort rebelles,
améliorées préalablement par un traitement hydrothérapique
complet. Enfin, à ceux qui craindraient l'emploi de ce moyen
chez de jeunes enfants ou chez des personnes exemptes de
maladie, nous répondrons par ces sages paroles du philosophe

de Genève : « En général, la vie dure, une fois tournée en habitude, multiplie les sensations agréables; la vie voluptueuse en prépare une foule de déplaisantes. »

Vous n'êtes pas certainement sans avoir entendu mentionner CES APPAREILS, dits PORTATIFS, qu'on a proposé, vu leur prix assez élevé en général, de faire louer en commun soit par des malades, soit par des médecins, par les hôpitaux ou par les communes. Un âne, une charrette, un porteur quelconque, seraient chargés de les transporter de maison en maison, de village en village. Nouvelles boîtes de Pandore, ils distribueraient avec prodigalité, à chacun, le trésor le plus précieux : la santé. Eh bien! non, Messieurs, cela n'est pas, cela n'est pas possible. Nous sommes tous ici trop bien pénétrés de la dignité professionnelle, pour comprendre, *à priori,* que ce n'est pas avec ces mesquins subterfuges qu'on représentera dignement l'hydrothérapie. Celle-ci, Messieurs, ne peut exister et ne peut vivre que par L'INTERVENTION MÉDICALE. Elle seule peut apprendre à manier l'eau convenablement, à en varier, à en multiplier les applications, selon les besoins. Ce n'est pas avec une pomme d'arrosoir ou quelques mètres de tuyaux qu'on fait de l'hydrothérapie. C'est avec de l'eau maniée par des mains intelligentes, inexpérimentées d'abord, si vous voulez, mais bientôt d'autant plus aptes à cette pratique, qu'elles auront recouru, à des procédés plus simples, plus accessibles à l'analyse, et *qu'elles y auront recouru elles-mêmes.*

Quant à moi, je ne vous cacherai pas que je n'admet pas les appareils portatifs. Ils ont le tort très grave de représenter une illusion des plus dangereuses. Quand on les possède, on croit faire de l'hydrothérapie complète; on croit n'avoir plus besoin de direction médicale; en général, on ne fait alors que des applications souvent inutiles et quelquefois dangereuses. Laissant complètement le côté industriel, nous ne vous parlerons pas de leur prix élevé, de la difficulté de les entretenir et de les faire fonctionner régulièrement. Souvent, ils durent à peine quelques mois; puis, lassés, fatigués de les faire arranger, réparer, leurs possesseurs y renoncent.

Tout au plus admettrons-nous le petit appareil dit *une doucheuse,* composé d'une pomme d'arrosoir surmontée d'un petit bassin sur-élevé, contenant 1 hectolitre d'eau environ, pour faire tous les matins commodément, dans son cabinet de toilette, une ablution générale de *quelques secondes* dans un but hygiénique. On peut, suivant la saison ou la disposition du corps, varier la température de l'eau.

Mais nous préférons infiniment l'hydrothérapie de l'humble paysan silésien qui, au début de sa pratique, avec quelques éponges, quelques linges sur les épaules, traversait les montagnes de son pays, parcourait les hameaux, et appliquait si audacieusement cette méthode destinée à révolutionner les doctrines médicales. Sans grande instruction, avec une intelligence peu commune et les procédés hydriatriques les plus primitifs, Priessnitz obtint, il y a quarante ans, des résultats si extraordinaires que, dans l'espace de quelques années, il arriva à une renommée européenne. Bientôt accoururent en foule, au fond du petit village de la Silésie autrichienne qu'il habitait, les personnages les plus célèbres des pays voisins; bientôt après, l'hydrothérapie était connue du monde entier.

Mais sans vous prédire ces éclatants succès que la mode et l'engouement du public avaient exagérés, permettez-nous d'espérer que votre expérience et votre savoir vous préserveront des tâtonnements de Priessnitz et de ses premiers successeurs.

Fleury a cru devoir recommander, dans son chapitre très écourté de l'hydrothérapie à domicile ([1]), les appareils porta-

([1]) *Traité thérapeutique et clinique d'hydrothérapie.* Paris, 1866, p. 263.

tifs d'Eydt et de Bouillon et Müller; ces appareils ont l'avantage de donner aux douches la forte pression qu'on recherche avec soin dans les établissements hydrothérapiques. Malheureusement, ils offrent bon nombre des inconvénients déjà signalés.

Nous croyons donc, Messieurs, que l'hydrothérapie ne *peut se développer, se propager et prospérer médicalement,* que tout autant que vous voudrez bien consacrer à sa mise en pratique quelques-uns de vos précieux loisirs. Il faut, pour atteindre ce but, digne à tous égards de vos efforts, il faut que vous interveniez le plus directement possible. Si vous vous bornez à de vagues prescriptions, dont l'exécution reste confiée à des mains inhabiles, toujours prêtes à exagérer; si vous ne vous rendez pas compte par vous-même *de visu* de l'effet immédiat de votre prescription; si vous ne scrutez pas attentivement, pendant l'opération elle-même ou immédiatement après, l'état du pouls, de la peau, de la respiration du sujet; — sa physionomie surtout, si prompte à réfléter les sensations auxquelles il est soumis, — soyez bien certains que vous n'aurez le plus souvent que des insuccès, et quelquefois même des revers.

Dans les établissements hydrothérapiques munis d'un personnel nombreux habitué de longue date à comprendre les ordres et à les exécuter, possédant un certain degré d'expérience précieuse, quoique simplement instinctive, la présence du médecin est très souvent nécessaire, indispensable. — N'en doit-il pas être de même au domicile d'un malade *où tout est à créer?* A domicile, le courage, l'amour-propre du sujet ne sont pas excités par des exemples salutaires. Le médecin seul peut, par sa présence, le rassurer, l'encourager et tranquilliser les personnes qui l'entourent. Son expérience et son habileté en hydrothérapie augmenteront en raison même de son assiduité à mettre lui-même en pratique cette médication. Il n'a pas, il ne peut avoir de RÉACTIONNOMÈTRE, pour bien préciser d'avance le temps, la durée de l'application. Ce n'est qu'en examinant le malade pendant l'opération, et aussitôt après, en l'interrogeant le lendemain avant de la renouveler, qu'il pourra se bien rendre compte de ses effets, et juger si elle a été ou trop longue ou trop courte; s'il doit ou non lui faire subir quelques modifications. Si vous n'aviez pas pour vous aider, pour exécuter même, le concours précieux et si éclairé du corps des pharmaciens, n'hésiteriez-vous pas souvent à prescrire ces alcaloïdes, ces substances minérales puissantes dont on fait un si grand usage aujourd'hui? Dans les campagnes, n'êtes-vous pas quelquefois astreints à les remplacer? Eh bien! ce que vous faites pour les médications pharmaceutiques, faites-le pour les médications hydrothérapiques. Bien mieux, le coup-d'œil médical qui prescrit doit seul être juge, et le pharmacien lui-même ne pourrait pas le remplacer dans l'application; car celle-ci *est sans contredit la partie capitale du traitement.*

Ces diverses considérations vous expliqueront, mieux que tous les raisonnements industriels, l'insuccès, le peu de durée de ces établissements sans direction médicale éclairée. Dans ces cas, malheureusement, le médecin ne s'astreignant pas à doucher, à administrer son malade lui-même, celui-ci est remis aux mains de baigneurs routiniers, non surveillés par une direction sérieuse et autorisée; de là, bien des échecs, et malades et établissements disparaissent bientôt de la scène. Si, au contraire, chaque médecin voulant user de cette médication prétend l'appliquer lui-même, il en résulte quelquefois des conflits avec les directions, et toujours des ennuis, des pertes de temps qui l'en dégoûtent bientôt.

L'hydrothérapie hors des établissements placés sous la direction unique et immédiate d'un médecin exclusivement voué à cette pratique, n'est donc possible et sérieuse QU'AU

DOMICILE MÊME DU MALADE. Pénétrez-vous bien de cette idée, et vous réussirez au-delà de vos espérances, si toutefois vous savez les borner aux cas pathologiques qui n'exigent pas une médication trop énergique et l'ensemble de moyens qu'un grand établissement peut seul posséder.

Un mot, et je finis ce trop long chapitre.

L'hydrothérapie est applicable en toute saison. Mais si, lorsqu'on voudra développer son action déprimante, l'atmosphère froide et pluvieuse de l'hiver offre peu d'inconvénients, il n'en est plus de même lorsqu'on recherche son effet excitant. L'action percussive de l'eau vous manque à domicile; le baigneur intelligent, les pièces convenablement et régulièrement chauffées avec des bouches de chaleur, vous font également défaut dans bien des cas. Pour ces motifs et bien d'autres trop longs à énumérer, nous vous engagerons à choisir de préférence la fin du printemps, l'été et le commencement de l'automne: Sans cette raison, nous vous dirions que l'hiver est la meilleure des saisons pour une foule de cas pathologiques, surtout ceux classés sous les noms de névroses, névrosismes. L'été est souvent préférable pour les affections névralgiques et rhumatismales. Il ne faut jamais perdre de vue que la réaction prompte et complète est le terme final vers lequel doit toujours tendre l'application hydrothérapique intelligente; assez facile à obtenir, puisqu'elle doit toujours être modérée, lorsqu'on a recours à l'*action déprimante* de l'eau froide; il est toujours difficile de l'obtenir suffisamment énergique au domicile du malade, lorsqu'on recherche l'*action excitante* de l'hydrothérapie. Aussi, nous ne saurions trop vous signaler ce redoutable écueil de l'hydrothérapie faite en dehors des établissements. C'est presque toujours contre lui que viennent se briser les plus louables efforts du médecin, surtout lorsqu'il n'est secondé ni par le malade, ni par ceux qui l'entourent, ce qui est assez fréquent. A peine l'opération terminée, le sujet, à moins qu'il ne soit très faible ou que l'opération n'ait été trop longue, ressent une certaine chaleur autour du corps, analogue à la sensation qu'on éprouverait en revêtant une chemise de laine légèrement chauffée. Souvent, il croit alors la réaction faite, et, à moins d'insistance et de surveillance sévère de votre part, aussitôt habillé, il a l'imprudence de ne pas faire d'exercice. Au bout d'un instant, la chaleur qu'il éprouvait au sortir de la douche ou une fois habillé, diminue insensiblement et disparaît; bientôt après, il se sent mal à son aise, un frisson le prend; il se hâte de sortir du funeste repos dans lequel il s'est plongé, bien heureux lorsqu'il arrête ces symptômes précurseurs d'une réaction manquée, et lorsqu'il en est quitte pour une simple courbature. D'autres fois, il survient même à la suite un léger coryza, une bronchite passagère; et alors le public de s'écrier : L'hydrothérapie enrhume; l'hydrothérapie donne des pleurésies, des fluxions de poitrine; que sais-je encore !

Mais il peut arriver qu'en prenant toutes les précautions nécessaires, le malade, traité par les bains, les lotions, les affusions, le drap mouillé, réagisse peu ou pas du tout. Dans le premier cas, l'effet thérapeutique est lent à se produire; dans le second, il est nul et peut être suivi des accidents précités. Il faut alors se résigner à suspendre jusqu'à une saison plus favorable, c'est à dire l'été; ou bien, s'il y a urgence, recourir à un établissement hydrothérapique *médical*.

Quelle sera la durée du traitement? C'est une question toujours posée la première par un malade arrivant dans un établissement. Il serait peut-être plus naturel de nous demander d'abord si le traitement peut les guérir. Nous n'avons pas besoin, Messieurs, de vous faire sentir la position délicate dans laquelle nous place souvent une question pareille. Outre la très grande difficulté qu'il y a parfois à répondre, nous vous laissons à penser les suppositions, parfois peu agréables, suggérées aux malades quand nous nous décidons à formuler une réponse.

Il faut bien le dire, cette durée est toujours très longue, à part quelques cas exceptionnels, comme les névralgies et les rhumatismes *aigus et récents*. Si, pour ceux-là, un mois à six semaines d'un traitement bien fait, répété matin et soir, suffit en moyenne, le plus souvent il faut attendre deux, quatre, six mois, un an, pour arriver à un résultat sérieux et durable, dans le plus grand nombre des maladies chroniques. Est-il bien nécessaire de vous en faire la démonstration? Nous ne le croyons pas. Il suffit de réfléchir un instant à la gravité des cas soumis à l'hydrothérapie, d'apprécier leur caractère rebelle, tenace, durable, pour comprendre immédiatement que ce n'est pas en un mois, en six semaines, qu'on peut refaire une constitution profondément altérée, qu'on peut faire disparaître un état pathologique qui date d'une à plusieurs années, et contre lequel ont échoué les médications pharmaceutiques les plus actives, placées entre des mains intelligentes et exercées. Souvent même, au bout d'un, de deux mois, nous n'avons absolument rien obtenu. Et cependant en persévérant, nous obtenons, dans un assez grand nombre de cas, les résultats les plus étonnants. Malheureusement tous les malades n'ont pas assez de constance, et nous ne mettons pas en ligne de compte tous les autres obstacles matériels qui viennent souvent entraver leur peu de volonté. Cette réflexion vous fera comprendre certainement le cruel embarras dans lequel nous sommes placés involontairement, lorsqu'un malade nous est adressé et que son médecin lui a fixé d'avance la durée de la saison hydrothérapique. En général, s'inspirant de ce qui se passe aux eaux minérales, il conseille un mois, terme presque toujours insuffisant. De là, la difficulté de notre situation, difficulté à laquelle n'a pas toujours réfléchi le médecin qui conseille le traitement. Quelquefois un premier traitement de plusieurs mois est inefficace. Après un repos plus ou moins long, on le reprend, et alors la guérison arrive.

Vous serez bien plus avantageusement placés sous ce rapport, si vous prescrivez le traitement à domicile. Et ce n'est pas un avantage à dédaigner que celui d'avoir toute latitude pour la durée de l'application hydrothérapique. Par contre, je ne dois pas vous laisser ignorer qu'il vous faudra infiniment plus de temps pour arriver au même résultat. Vous attendrez parfois un, deux, trois, quatre mois avant de soulager votre malade; quelquefois, il sera à peine guéri après un an, deux ans, trois ans d'hydrothérapie. Mais qu'importe, si la guérison est au bout.

§ IV.

Quels sont les cas pathologiques qui nécessitent l'intervention des établissements hydrothérapiques?

Messieurs, nous serions presque tenté de vous répondre, si nous n'envisagions la question au point de vue théorique exclusivement, que tous les cas du ressort de l'hydrothérapie peuvent être traités à domicile. Malheureusement, il n'en est plus tout à fait de même dans la pratique. Et le passage suivant, que nous empruntons à la plume savante de M. Fleury, vous fera mieux saisir que nous ne saurions le faire nous-même, les avantages particuliers d'un établissement hydrothérapique vraiment médical :

« Et tout d'abord, dit cet auteur, les malades traités à domicile ne ressentent pas les importantes et heureuses influences exercées par le changement de lieu, d'air, de milieu physique, intellectuel et moral; ils restent sous l'empire des conditions hygiéniques, du genre de vie, des préoccupations d'affaires, etc., qui ont présidé au développement de la maladie, et qui, fort souvent, l'entretiennent à l'état de chronicité. Le repos de l'esprit et l'exercice du corps sont à l'eau froide deux adjuvants indispensables que l'on ne peut négliger impunément. Dans toute maladie chronique, l'organisme a contracté des *habitudes morbides* qu'il importe de rompre, de changer, et ce n'est qu'en modifiant profondément toutes les conditions de l'existence que l'on peut arriver à un résultat.

» Les infractions au régime prescrit sont encore un dangereux écueil pour l'hydrothérapie à domicile. Dans un établissement spécial, sous la surveillance incessante d'un médecin, il est souvent fort difficile d'empêcher certains malades de commettre, au dehors, des écarts plus ou moins fréquents et plus ou moins graves, dont ils ne comprennent pas, dont ils ne veulent pas admettre le danger. Lorsque le malade commande son dîner à sa guise..... lorsqu'il est violenté par les exigences du monde, des relations sociales, de ses devoirs professionnels, que devient le régime? Il est facile de le deviner.

» Les applications hydrothérapiques doivent être faites à des heures déterminées, les mêmes pour la plupart des malades; le médecin ne peut point se trouver à la même heure au domicile de plusieurs malades; il en résulte qu'après avoir présidé aux premières applications, il est obligé d'abandonner le malade à sa propre direction et au soin de son entourage. Dès lors, le traitement ne tarde pas à devenir irrégulier et peu méthodique. Qu'il survienne un brusque changement dans les conditions atmosphériques, qu'il se manifeste une douleur, un malaise, un phénomène morbide intercurrent, accidentel quelconque, et le malade ne sait plus s'il doit agir ou s'abstenir, et souvent il agit alors qu'il ferait mieux de s'abstenir, ou s'abstient alors qu'il faudrait agir.

» Le plus souvent aussi, les applications sont trop longues ou trop courtes, mal faites, mal dirigées, surtout lorsqu'il s'agit d'applications locales.

» Pour toutes ces raisons, et pour d'autres encore, il est donc à peu près indispensable que tout malade gravement atteint, exigeant impérieusement des applications très méthodiques, soit traité dans un établissement spécial, ou du moins, lorsque cela est possible, au domicile du médecin; mais dans un grand nombre de cas, soit que la maladie soit légère, soit que, pour une cause ou pour une autre, le malade ne puisse pas se déplacer, il devient utile, nécessaire de traiter le sujet dans son propre domicile. Quelles sont alors les ressources dont peut disposer le médecin ([1])? »

Notre confrère expose en quelques mots ces ressources, — sans entrer, malheureusement, dans de grands détails.

Il admet que l'*action déprimante* de l'eau froide peut toujours être mise en jeu à domicile.

Parmi les médications auxquelles donne lieu l'*action excitante* de l'eau froide, les médications *stimulantes, perturbatrices* sont encore aisément mises en jeu à l'aide des immersions et des affusions, du drap mouillé, et des frictions avec de grosses éponges imbibées d'eau froide.

« Nous en avons, dit-il, indiqué les bons effets dans le traitement de la fièvre typhoïde, des fièvres éruptives anormales, malignes; de la peste, du choléra, des maladies adynamiques, etc.....

» Ces agents hydrothérapiques sont également fort utiles pour combattre la chlorose, l'anémie commençantes; certaines formes de dyspepsie, la débilité qui accompagne la

([1]) *Traité thérapeutique et clinique d'hydrothérapie,* par Louis Fleury. — 3e édition. — Paris, 1866; pages 260 et suivantes.

convalescence ou qui résulte d'une hypersécrétion prolongée, de fatigues excessives, etc... ([1]). »

A cette occasion, il donne des conseils judicieux sur *l'affusion* et rappelle les inconvénients qu'elle offre, lorsque ce procédé hydrothérapique est mal administré. Nous vous les avons signalés plus haut.

Il arrive ensuite aux médications *révulsives, résolutives, reconstitutives;* « médications, dit-il, destinées à exercer une action puissante, taxo-dynamique, régulatrice des grands systèmes de l'organisme, et spécialement de l'innervation et de la circulation capillaire générales; des médications auxquelles incombe de rétablir l'équilibre, l'harmonie entre toutes les fonctions; des médications enfin les plus utiles, les plus nécessaires, les plus *spécifiques*, les plus fréquemment employées de l'hydrothérapie rationnelle; or, c'est précisément ici que, dans l'état actuel des choses, l'hydrothérapie à domicile se trouve complètement désarmée.

» Les agents nécessaires, indispensables de ces médications sont *des douches,* et des douches douées d'une force de projection déterminée ([2]). »

Messieurs, en principe cela est vrai, et ces médications ne peuvent développer leur puissance *réelle* qu'à l'aide d'appareils hydrothérapiques énergiques, convenablement installés, et surtout *convenablement dirigés.*

Cependant, comme au point de vue physiologique les médications *révulsive, résolutive, reconstitutive* procèdent du même principe d'action que les médications *perturbatrices, stimulantes,* c'est à dire en vertu de l'action excitante générale de l'eau froide sur les principales fonctions de l'économie, on doit admettre que si l'on peut obtenir ces dernières médications au domicile du malade, les premières

[1] *Loc. cit.;* p. 261.
[2] *Loc. cit.,* p. 262.

doivent également prendre naissance en même temps. Il est très vrai qu'elles ne représenteront alors qu'une action médicatrice *extrêmement faible* comparée à celle qu'on réalise dans les établissements ; mais comme le médecin traitant à domicile a l'immense ressource que nous ne possédons pas dans les établissements, de pouvoir continuer les applications froides un temps presque illimité, il en résulte qu'à la longue, par un plus long chemin, il atteint quelquefois le but.

Je dis quelquefois, parce qu'il ne faut pas se dissimuler qu'il est bien des cas où les efforts incessants d'une médication dénuée d'une énergie suffisante sont impuissants à donner aux fonctions principales de l'organisme l'impulsion médicatrice qu'on recherche.

M. Fleury, il est vrai, croit avoir levé la difficulté en préconisant les appareils, dits *portatifs,* d'Eydt et de Bouillon et de Müller qui seuls, en effet, permettent à domicile l'administration de douches percussives puissantes. Mais, malgré ces avantages précieux, ils offrent encore des inconvénients qui en rendront toujours l'usage difficile, ne serait-ce que la difficulté d'un bon entretien et l'élévation du prix. Mais nous nous sommes déjà expliqué sur ce point ; il n'est pas nécessaire d'insister. S'il pouvait rester encore quelques doutes dans votre esprit sur l'utilité de premier ordre des établissements hydrothérapiques médicaux, le passage suivant, que j'emprunte à l'ouvrage tout récent du professeur F. Ribes, de Montpellier, les lèverait certainement. Après une remarquable exposition des principes généraux de l'hydrothérapie, considérée tour à tour comme une médication hygiénique et thérapeutique, ce savant auteur termine en ces termes : « Concluons, après les faits précédemment énumérés, que, dans le traitement des maladies chroniques surtout, l'hydrothérapie, soutenue par une bonne analyse pathologique, conduit à de beaux résultats, soit seule, soit associée aux autres agents de la thérapeutique. Le progrès sera plus sûr quand son emploi, au lieu d'être abandonné aux caprices des malades, sera dirigé, dans des établissements spéciaux, par des médecins consciencieux, observant journellement les effets produits, et sachant modifier l'administration de l'eau suivant les besoins. Des praticiens, très instruits d'ailleurs, ne sauraient trouver dans le domicile des malades la diversité des ressources exigées par l'application de ce moyen ([1]). »

En résumé, les affections du ressort des établissements hydrothérapiques sont toutes celles que l'hydrothérapie à domicile n'a pu guérir.

L'hydrothérapie à domicile doit donc toujours passer la première toutes les fois que le praticien n'a pas à sa disposition une installation hydrothérapique placée sous une *direction médicale sérieuse, unique et immédiate.*

Il ne doit pas l'employer, au contraire, lorsqu'il est assez heureux pour compter au nombre de ses ressources thérapeutiques une installation pareille et digne de sa confiance ; car alors il lui arriverait parfois d'être amené par les faits eux-mêmes, d'une part, à avouer son impuissance lorsqu'il aura fait pareille tentative, et de l'autre à perdre ce droit imprescriptible que sa dignité professionnelle lui impose de garder précieusement et toujours, celui d'avoir eu l'*initiative* des moyens d'action qui doivent soulager ou guérir son malade.

([1]) F. Ribes. — *Traité d'hygiène thérapeutique ou application des moyens de l'hygiène au traitement des malades.* Paris, J.-B. Baillière, éditeur; 1860.

§ V.

*Quelles sont les précautions à prendre pour habituer un malade
au traitement hydrothérapique?*

Messieurs, cette question, bien simple à résoudre *à priori,*
soulève des divergences d'opinions nombreuses.

Pour les uns, Fleury en tête, le malade doit toujours être
d'emblée soumis à l'eau froide.

Pour les autres, et nous sommes du nombre, *tous* les
malades ne doivent pas être soumis à l'eau froide dès le premier jour du traitement hydriatrique.

Nous ne nous dissimulons pas certainement les excellentes
raisons physiologiques qu'invoque M. Fleury à ce sujet. La
première, c'est qu'au sortir d'une douche tiède ou chaude, le
malade éprouve un sentiment de froid très désagréable, analogue à celui qu'on ressent lorsqu'on sort d'un bain chaud;
la deuxième, c'est qu'une douche tiède ou modérément
chaude n'est jamais excitante; elle ne peut donc produire
l'effet curatif qu'on recherche, et son résultat devient nul ou
à peu près. « Il n'est pas, dit-il, de malade arrivé au degré
d'émaciation et de faiblesse organique le plus avancé qui
n'ait pu supporter une douche d'eau froide de *deux secondes.*
Lorsqu'il avait affaire à un malade d'une pusillanimité
extrême, notre confrère remplaçait cette douche par les
frictions en drap mouillé TRÈS FORTEMENT TORDU, et presque
toujours, ajoute-t-il, « nous avons pu administrer, au bout
de huit à quinze jours, la douche précédente, et arriver
ensuite graduellement au traitement habituel (¹). »

Voici notre réponse :

(¹) *Loc. cit.,* p. 150.

De tous les malades qui fréquentent les établissements hydrothérapiques, il faut faire trois catégories :

La première comprend tous ceux chez lesquels l'hydrothérapie peut être appliquée sans inconvénient et *avec avantage,* dès le début, avec de l'eau à 8°, 10°, 12°, 14°.

Ce sont les malades *modérément excitables,* et dont la raison et le courage sont suffisants — et il ne faut beaucoup ni de l'un ni de l'autre — pour aborder de front ce traitement.

La deuxième catégorie comprend ceux chez lesquels, soit en vertu de leur nature éminemment excitable, soit à cause d'une assez grande pusillanimité — les uns et les autres sont très nombreux, — il est *nécessaire* de débuter par des douches dont la température sera comprise, suivant les cas, entre 18° et 30°.

La troisième catégorie, la moins nombreuse, comprend quelques cas pathologiques rares, auxquels nous donnerions difficilement un nom technique, chez lesquels il est utile de ne jamais arriver aux températures de 8°, 10°, 12°, 14°.

En admettant cette dernière catégorie de malades, nous allons surprendre beaucoup M. Fleury, et cependant nous ne pouvons nous empêcher d'affirmer qu'elle existe.

Ainsi nous avons eu des malades atteints d'une névrose mal définie, mais des plus réelles, jouissant malgré cela d'une bonne constitution et d'un tempérament très excitable, qui ne voyaient leur affection se calmer et disparaître que tout autant que la température de l'eau administrée était maintenue entre 18° et 28°. Aussitôt qu'on arrivait à 14°, 12°, quelle que fût la forme et la durée de l'application, on observait des phénomènes d'excitation qui se traduisaient, en général, par l'aggravation des symptômes névrosiques, par une surexcitation générale, et quelquefois par une insomnie des plus rebelles. Poursuivait-on *quand même* le traitement, il survenait une aggravation réelle *persistante* dans leur état.

Admettra-t-on que dans ces cas nous avons peut-être mal procédé dans le choix des appareils ou dans la durée des applications? Soit; quoique cependant nous pouvons assurer que pareil accident nous a toujours assez préoccupé pour chercher à l'éviter à tout prix; nous avons retourné le problème hydriatrique sur toutes ses faces; nous avons cherché à le résoudre de toute manière, tantôt en suivant, à contre cœur il est vrai, la voie empirique, tantôt en suivant pas à pas, sévèrement, toutes les données de la physiologie; nous ne croyons avoir omis aucun détail de prescription et d'application. Ajoutons que ces faits ont été observés chez des hommes auxquels nous avons administré *nous-même* le traitement.

La pratique nous a ramené, pour ainsi dire à notre insu, chez ces malades, à des douches tempérées de 18° à 28°, c'est à dire peu excitables, mais ayant encore à cette température une action excitante réelle, et non une action hyposthénisante et congestive, comme le prétend M. Fleury. Sous l'influence de ces douches, ils guérissaient, et guérissaient parfaitement.

Et du reste, en agissant ainsi, ne nous conformons-nous pas mieux aux lois de la saine physiologie? N'existe-t-il donc pas des idiosyncrasies particulières aux actions médicamenteuses comme aux actions morbides? Combien de fois le praticien maniant des substances énergiques est-il obligé de varier les doses pour obtenir le même effet? Le plus vulgaire purgatif n'agit-il pas d'une manière très diverse selon les sujets?

Nous savons bien que M. Fleury va nous répondre qu'il tient compte des différences individuelles plus que personne, puisque c'est le motif de son intervention médicale *directe, absolue et sans exception;* qu'il en tient compte, puisqu'il veut que la durée des douches soit toujours proportionnée, non seulement selon l'affection, selon l'état organique général du sujet, mais encore suivant la disposition particulière au moment de chaque douche. Très bien!

Mais notre très savant confrère oublie que le dosage hydrothérapique se compose de deux éléments essentiels : la *durée* de l'application et la *température* du liquide; que le premier ne peut absolument remplacer le second et réciproquement. La preuve, c'est qu'un révulsif, le fer rouge par exemple, agit précisément, non seulement suivant la durée, mais encore suivant sa température; tous ceux qui manient cet énergique agent connaissent très bien les différences, selon que le fer est chaud, rouge brun, rouge cerise ou rouge blanc. Et ce que nous disons là du cautère actuel est applicable à bien d'autres agents médicaux ou chirurgicaux.

Mais, pour en revenir à l'hydrothérapie, qui ignore les différences d'action considérables qui existent lorsqu'on emploie dans les traumatismes la glace, l'eau à 8°, 10°, 12°; l'eau à 20°, 24°, et l'eau à 28° et 30°? Tel cas réclame la première, tel autre la seconde, tel autre la troisième.

La température du bain simple hygiénique n'est-elle pas elle-même sujette à varier à l'infini suivant les personnes? Tel grelotte dans un bain à 30°, 31°; tel autre y a trop chaud; tel a besoin d'eau à 34°, 35° pour ne pas avoir froid. Croit-on forcer ces natures diverses à supporter toutes ces températures si différentes en raccourcissant la durée du bain? Croit-on que l'individu qui a trop chaud dans un bain à 32°, 34° n'éprouvera pas cette sensation parce qu'il n'y restera que cinq minutes, au lieu de trente ou quarante? Et quand cela serait, pense-t-on que ce bain de cinq minutes, donné à 34° chez un individu qui ne le supporte bien, pendant trente à quarante minutes, qu'à la condition de se plonger dans de l'eau à 29°, 30°, produira *les mêmes effets physiologiques?* Mais la plus simple réflexion suffit pour comprendre que cela n'est pas possible, que cela ne peut pas être.

Ainsi donc, le *dosage* hydrothérapique réduit à la *durée*, selon M. Fleury, n'est ni complet, ni rationnel, ni physiologique que tout autant qu'on tient également compte de la température. Dire que l'eau à 4°, 5° produit les mêmes effets physiologiques et thérapeutiques que de l'eau à 8°, 10°, 12° et 14°; que ces températures peuvent s'appliquer indistinctement à *tous* les sujets, c'est commettre une erreur. Et dire que l'eau au-dessus de 14° doit *toujours* être bannie de la thérapeutique hydrothérapique, c'est commettre une erreur bien plus grave.

Il est encore des sujets qui, devant être amenés à l'eau à 10°, 12°, 14°, ont besoin de débuter par des douches tempérées.

Nous en avons vu plusieurs qui, soumis trop rapidement à cette température, étaient pris d'accidents divers intercurrents, ou bien chez lesquels la maladie s'aggravait. Si alors on revenait à des douches à 18°, 20°, 24°, 28°, ces symptômes morbides se calmaient et ne reparaissaient plus lorsqu'on revenait de nouveau, mais avec plus de ménagement et de lenteur, à la température de 10°, 12°, 14°.

Nous ne pouvons, dans un travail destiné à la lecture, rapporter les faits que nous possédons à l'appui de cette doctrine hydrologique. Cependant, en voici un résumé assez bref :

M. X..., vingt-cinq ans, tempérament nerveux, constitution chétive. Ce malade est atteint depuis quinze ans d'une bronchite chronique des plus tenaces, et d'un état chloroanémique se traduisant particulièrement par des palpitations de cœur extrêmement violentes et des hémoptysies *essentielles*.

L'expectoration n'est jamais abondante, mais constante, quoi 'qu'il ait fait pour s'en débarrasser. Les palpitations de cœur existent toujours; elles revêtent, à intervalles irréguliers, la forme de véritables crises, pendant lesquelles le pouls va à 120, 140, 160 pulsations par minute; à ces moments, il éprouve un sentiment de gêne et de constriction des plus douloureuses au niveau de la région précordiale. L'auscultation ne révèle qu'un bruit de souffle léger au premier temps, qui est masqué au moment des crises par les bruits tumultueux de l'organe. En général, soit avant, soit pendant ou immédiatement après les crises, il existe une hémoptysie qui dure d'une à douze, et même vingt-quatre heures; rarement elle est très abondante; mais il y a toujours des crachats de sang rouge, rutilant et spumeux, soit pur, soit mélangé à des crachats muqueux et aérés. L'auscultation ne révèle dans toute la poitrine que des râles ronflants, sibilants, sous-muqueux et quelques ronchus. Il n'y a absolument rien sous les clavicules.

Souvent l'hémoptysie succède à une exacerbation de la bronchite chronique dont il est atteint; quelquefois elle semble venir tout à coup sans cause bien appréciable; mais toujours, que ce soit après une crise de palpitations cardiaques, après une exacerbation de la bronchite ou d'une manière spontanée, l'apparition du sang dans les crachats est précédée de véritables symptômes de lypothimie. Le moral du malade est toujours très impressionné à la réapparition du sang, et cette impressionnabilité contribue beaucoup à augmenter la lypothimie. Le cœur et les gros vaisseaux, auscultés et percutés attentivement en dehors des crises, ne décèlent aucune lésion physique. Appétit capricieux; sommeil normal; forces générales assez bonnes.

Ce malade a été vu par l'illustre Bouillaud en 1865; son diagnostic a été : névrose cardiaque et congestion pulmonaire accidentelle, liées à une chloro-anémie. Traitement : hydrothérapie à continuer.

Sur nos très vives instances, M. X..., auquel nous portons un grand intérêt, avait déjà essayé cette méthode, après avoir tenté bien des traitements pharmaceutiques, les Eaux-Bonnes et les bains de mer. Très courageux de son naturel, il est très pusillanime à l'endroit de la maladie et de l'eau froide. Aussi, avait-il voulu absolument débuter par l'eau tiède à 30° c.

En raison de sa sensibilité nerveuse exquise, l'eau à cette température lui paraît encore froide, et la douche détermine un sentiment de suffocation très pénible et tout à fait insolite. Nous sommes obligé d'élever l'eau de la douche à 34°.

Pendant les premiers jours, on continue à cette température, puis on abaisse assez rapidement jusqu'à 26°. Le malade supporte bien l'opération, et comme à la température de 26° il y a sensation réelle de froid, quoique légère, il survient toujours après la douche une certaine réaction, très faible il est vrai.

Pendant ces premières séances, la douche était donnée au jet brisé sur toute la portion supérieure du corps, pendant cinq à dix secondes, et en jet plein sur les jambes et les pieds, pendant une demi-minute.

Arrivé à la température de 24°, on raccourcit le temps de la douche jusqu'à ne la faire durer que quinze à trente secondes ; et enfin, une fois le malade habitué à l'eau à 18°, nous essayons, en fermant graduellement le robinet d'eau chaude, et au moment de terminer la séance hydrothérapique, de donner un instant, l'espace *d'une demi-seconde à peine,* un jet d'eau froide à 14°, bien brisé, enveloppant instantanément tout le corps des pieds à la tête.

Aussitôt survint une suffocation extrême, une paleur livide de toute la face, une toux sèche, convulsive et quelques

crachats sanguinolents. Le malade fut très effrayé; néanmoins, après l'avoir rassuré à grand'peine, nous le décidâmes
à recommencer le lendemain la même opération. En présence
du retour des mêmes accidents, force nous fut de revenir
aux douches à 28°. Partant de cette température, que le
malade supportait très bien, nous redescendîmes très lentement, degré par degré, jusqu'à 18°; arrivé là, nous le
laissâmes quelques jours se bien habituer à cette température.
Puis nous descendîmes encore, et de nouveau *on attendit*
que l'organisme fût accoutumé. Enfin, au bout d'un mois
seulement, nous pûmes renouveler sans inconvénient la tentative si mal réussie la première fois.

Un mois après, l'on put commencer d'emblée par l'eau
froide, et encore était-on obligé de lui mouiller un peu la
poitrine et le dos légèrement avant la douche, pour éviter la
suffocation extrême dont il était toujours pris sous cette
influence.

Ce malade est venu pendant dix mois, sans interruption.
En 1866, il a encore recommencé, après un intervalle de
quelques mois. De nouveau, nous avons été absolument
obligé de le faire passer par la même préparation; cependant
elle a été un peu moins longue. Il recommence encore cette
année un traitement dont il a obtenu d'excellents résultats,
et, de nouveau, nous sommes obligé de procéder avec les
mêmes ménagements.

Évidemment, nous citons ici un cas exceptionnel; mais il
n'en justifie pas moins cette remarque, qu'il est quelquefois
nécessaire, chez certains malades très surexcitables, de
débuter par des douches tempérées, au lieu d'agir immédiatement par des douches froides.

Nous admettons que ce cas n'est pas plus exceptionnel que
ceux que M. Fleury a pu rencontrer dans sa pratique. Or,
s'il affirme qu'il n'a jamais rencontré de malade absolument

réfractaire à l'eau à 10°, employée dès le début, soit sous forme de douche en pluie de deux secondes, soit sous la forme de frictions avec un drap mouillé fortement tordu, c'est que cela est parfaitement vrai, et nous le croyons. Par conséquent, le malade dont nous venons de résumer l'histoire aurait pu, à la rigueur, être soumis d'emblée aux procédés de début que préconise M. Fleury. Mais nous estimons qu'il était plus sage de commencer par des douches tempérées.

Et du reste, un exemple vulgaire démontre tous les jours que toutes les sensations s'émoussent aisément, soit qu'on procède violemment, soit qu'on agisse graduellement. L'œil s'habitue souvent à la présence d'un corps étranger, irritant, aux cautérisations légères, par exemple; le goût et l'odorat ne se font-ils pas aux substances amères, nauséabondes; l'oreille, au bruit; l'œil, à la lumière; la peau, au froid, à la chaleur? Mais ne semble-t-il pas plus logique d'émousser les sens peu à peu que violemment? L'oreille saigne au bruit d'une forte détonation chez le canonnier novice; l'œil du mineur, habitué à l'obscurité, se congestionne, larmoie et devient douloureux, quand il est frappé trop rapidement par les rayons du soleil; l'estomac se soulève quand le goût et l'odorat n'ont pas été accoutumés à certaines odeurs, à certains médicaments. De même, la peau réagit, la sensibilité se révolte quand on la soumet à une impression violente et subite. N'est-il donc pas plus logique de procéder pour elle avec douceur, avec ménagement; de tenir compte des sensibilités individuelles? Il suffit de suivre pendant six mois attentivement une clinique hydrothérapique, pour s'apercevoir combien les idiosyncrasies particulières sont variables à cet égard.

Une douche à 20°, 22° et même 24° sera aussi froide pour tel sujet, qu'une douche à 12° chez tel autre. L'impression, s'il était possible de la mesurer, donnerait souvent le même chiffre chez l'un que chez l'autre. M. Fleury nous répondra que des douches à 20°, 22°, 24° ont peu d'action? Nous l'accordons volontiers. Quand on donne de telles douches, on recherche, en général, moins l'effet thérapeutique que l'acclimatement du malade; mais dire qu'elles sont sédatives, hyposthénitantes, congestives; qu'elles laissent après elles une impression de froid désagréable, nous ne l'admettons pas. Une douche à 24°, à 26° même est, quoiqu'on l'appelle tempérée, une douche réellement froide. Elle·produit très peu, parce que la sensation est très faible; mais comme cette sensation existe, elle ne laisse pas à sa suite *le frisson désagréable* qu'on éprouve au sortir d'un bain chaud. Lorsque la douche dépasse 26°, cette sensation désagréable dont parle M. Fleury commence à paraître; à 28°, 30°, elle est encore légère; elle ne commence à être bien marquée qu'au-dessus de ce dernier chiffre. Alors, oui, cette sensation est très désagréable; le sentiment de froid qu'on éprouve au sortir d'une pareille douche est certainement égal, sinon plus, à celui qu'on éprouve au *début* d'une douche froide. Mais vous trouverez encore bon nombre de gens qui la préféreront à cette dernière. Qu'y faire? N'est-ce pas, en petit, l'histoire de la faiblesse humaine? L'immortel philosophe de Genève ne dit-il pas, comme·nous le rappelions tout à l'heure : « En général, la vie dure, une fois tournée en habitude, multiplie les sensations agréables; la vie voluptueuse en prépare une foule de déplaisantes. » Mais qu'y faire, redirons-nous encore, si l'esprit et le cœur se·laissent entraîner invinciblement dans cette seconde voie? S'y opposer? Autant vaudrait mettre un bâillon à l'humanité entière, et la soumettre à la discipline spartiate.

Ainsi donc, Messieurs, il sera, en général, préférable de commencer par de l'eau à 20°, 24°, 28°, quand vous recourrez à l'affusion ou à l'immersion. Vous pourrez essayer de l'eau à 14°, 16°, quand vous emploierez les frictions avec le drap mouillé très fortement tordu, ou les lotions légères et rapides avec de grosses éponges.

Il faut avoir soin de faire au début des applications extrêmement courtes, deux à cinq secondes quand on use d'eau à 12°; une demi-minute, au maximum, si l'eau est élevée à une température de 18 à 24°; toujours d'autant plus courte que la température ambiante est plus humide et plus froide.

Avant de passer à la dernière question du programme que vous avez eu la bonté de nous tracer, il est bon de vous prémunir contre certains accidents qui accompagnent quelquefois le début d'un traitement hydrothérapique. Nous voulons parler des céphalalgies violentes qui suivent immédiatement les premières douches chez les sujets dont le sang est appauvri, ou bien chez certains malades sanguins, d'une idiosyncrasie particulière. Cette céphalalgie vient surtout après les douches en pluie et les affusions sur la tête. Nous avons employé trois moyens pour l'éviter ou la combattre, et nous devons dire que, jusqu'à ce jour, nous avons presque toujours réussi.

Le premier, c'est d'élever la température de l'eau à 18°, 24°, 28°; le second, c'est de faire lotionner la tête, la figure et la poitrine avec de l'eau froide immédiatement avant la douche; le troisième, quand les deux précédents ne suffisaient pas, ce qui arrive parfois, c'est de donner sur les pieds, aussitôt après la douche froide, une douche très chaude à 38°, 40°, 48°, ou bien, mieux encore, pour éviter tout refroidissement après la douche, d'attendre que le malade soit essuyé, frictionné et habillé; alors on lui fait plonger les pieds et les jambes dans l'eau à 34°, 38°, pendant qu'on humecte la tête avec une éponge bien imbibée d'eau froide. Cela fait, le malade se chausse et se livre aux exercices musculaires recommandés.

M. Fleury parle de malades qui souvent ont éprouvé cet accident avec une persistance désespérante. « Cette douleur, dit-il, est parfois extrêmement violente, se prolonge pendant plusieurs heures ou même jusqu'au lendemain, et se montre pendant *plusieurs semaines*.

» Quoi qu'on fasse, il n'est pas rare de voir la douleur persister avec plus ou moins de violence; *la patience et la résignation deviennent alors les seuls remèdes efficaces* (1).»

Eh bien! Messieurs, nous vous assurons qu'il ne nous est jamais arrivé pareil accident, toutes les fois que nous avons élevé l'eau à la température de 26°, 28°, et nous l'avons toujours vu disparaître rapidement, lorsque nous avons eu recours, soit à la douche chaude sur les pieds, soit au pédiluve chaud. Nous parlons ici par expérience tout à fait personnelle. Nous nous sommes souvent soumis aux douches. Or, toutes les fois que nous avons voulu débuter d'emblée par l'eau à 14°, et à plus forte raison à 8° et à 10°, nous avons eu à la suite, immédiatement après, des maux de tête extrêmement violents; toutes les fois, au contraire, que nous avons débuté par de l'eau à 26°, 28°, et que nous sommes arrivé insensiblement à 14°, nous n'avons jamais éprouvé de céphalalgie.

Nous sommes convaincu que vous serez aussi heureux, si vous procédez de la même manière. Si pareil accident arrive à un de vos malades, vous ne serez pas obligé, comme M. Fleury, d'invoquer *sa patience* et *sa résignation* pour l'en débarrasser. Du reste, ne soyez pas effrayés du fait en lui-même. Ce n'est jamais qu'une congestion accidentelle, n'ayant aucun rapport avec les phénomènes apoplectiques et n'ayant jamais offert rien de sérieux, ni dans la pratique de M. Fleury, ni dans la nôtre. Mais il est très pénible, souvent

(1) *Loc. cit.*, p. 216.

très douloureux ; et cela seul suffirait, s'il en était besoin, pour justifier scientifiquement l'introduction de l'eau tempérée et chaude dans les pratiques hydrothérapiques.

Puisque nous vous mentionnons cet accident, si commun dans la pratique de l'hydrothérapie lorsqu'on ne prend pas les mesures nécessaires pour l'éviter ou le faire disparaître, il faut vous dire que de même que l'eau très froide, l'eau tout à fait chaude peut également le provoquer. Nous avons fait cette remarque chez les sujets de la première catégorie ; chez ceux qui supportaient très bien l'eau froide dès le début, en général voici ce qu'on observe : dès la première impression de l'eau chaude sur le corps, ou aussitôt après la douche, le sujet éprouve comme une bouffée de chaleur qui monte à la tête et l'étourdit ; une fois habillé, il sent la peau chaude et moite ; la face est un peu rouge, le pouls plein, développé ; la tête est lourde ; il y a même parfois un peu de somnolence mêlée à de l'agitation, à un malaise passager. Le remède est facile ; il suffit, le lendemain, d'abaisser la température de l'eau de la douche de quelques degrés, et, tout aussitôt, le malade se trouve mieux. La céphalalgie qu'on observe alors n'a jamais l'intensité de celle qui se manifeste chez les sujets soumis trop rapidement à l'eau froide ; elle n'en a pas la ténacité. En général, elle nous a paru survenir comme dans les cas précédents, lorsque le sang est appauvri et le tempérament très nerveux. Cette circonstance nous donne à penser que chez tous, sans distinction, la meilleure thérapeutique hydrothérapique est celle qui a recours, au début, à des douches modérément froides, c'est à dire à celles qui oscillent entre 18° et 24°.

Il faut du reste toujours tenir compte, ici comme ailleurs, de la saison, de la température de l'atmosphère et de l'état du temps ; aux saisons les plus chaudes, aux temps les plus secs, correspondront toujours les applications les plus longues et les plus froides. A température égale, un temps sec sera bien préférable au temps humide et pluvieux.

C'est dans ce dernier cas surtout que les exercices gymnastiques faits avec intelligence seront bien préférables à la simple promenade. Nous vous renvoyons aux pages consacrées à ce sujet dans notre quatrième Compte-rendu ([1]), et nous nous hâtons de passer à la dernière question du programme.

§ VI.

Quelles sont les indications et les contre-indications de cette méthode de traitement?

Messieurs, l'exposition que nous vous avons faite de la théorie physiologique de l'hydrothérapie doit vous faire pressentir combien sont nombreuses les applications de ce traitement dans les maladies chroniques. Il en est peu, en effet, qui ne soient pas justiciables d'elle, soit à titre de méthode adjuvante, soit comme médication principale.

Nous avons énuméré les maladies les plus communes auxquelles elle s'adresse le plus souvent et le plus avantageusement.

La troisième conclusion du quatrième Compte-rendu de la clinique de *Longchamps*, basée sur une statistique de deux années et demie, les énumère d'après l'élévation décroissante des résultats thérapeutiques fournis par les principales d'entre elles; ce sont : *les fièvres intermittentes, la chlorose, la chloro-anémie, le lymphatisme, les affections rhumatismales, les névralgies, les maladies des voies génito-urinaires chez*

([1]) P. Delmas. — *Étude pratique sur l'hydrothérapie.* — 4e Compte-rendu de la clinique de l'Établissement hydrothérapique de Longchamps, à Bordeaux, précédé d'une note pour servir à l'histoire de l'hydrothérapie moderne. — Paris, 1867. — Germer-Baillière, éditeur, pages 128 et suivantes.

l'homme et chez la femme; les névropathies, les maladies cutanées simples et syphilitiques, les affections des voies digestives et de leurs annexes, les névroses, les maladies des voies respiratoires, les maladies des centres nerveux (encéphale et moelle).

Quelques maladies aiguës sont heureusement modifiées dans certaines de leurs périodes par l'application de l'hydrothérapie :

·Les fièvres éruptives, scarlatine, rougeole, variole, etc., lorsque l'éruption tarde à paraître, ou lorsque après avoir paru elle cesse trop rapidement; la fièvre typhoïde, lorsque les symptômes ataxiques ou adynamiques se prononcent.

Mais, de ce que l'hydrothérapie, en vertu de son action si générale sur toute l'économie, s'adresse si largement à presque toutes les maladies chroniques, il ne faudrait pas croire qu'il n'y ait aucune contre-indication *absolue* à cette méthode de traitement, comme l'avance M. Fleury (¹).

Elles sont rares, il est vrai; mais elles existent et avec cette circonstance aggravante que l'intervention intempestive de l'hydrothérapie pourrait, dans quelques-uns de ces cas, être suivie *d'accidents immédiatement mortels.*

Cette circonstance nous impose le devoir de traiter avec soin les diverses contre-indications à l'emploi de l'hydrothérapie.

Les contre-indications sont de trois sortes :

1° *Celles qui se rattachent à l'emploi de tels ou tels appareils, de préférence à tous autres, dangereux ou inutiles dans ces cas particuliers;*

2° *Celles qui se rattachent aux cas dans lesquels le traitement, quelque bien fait qu'il soit, sera toujours suivi d'un insuccès immédiat ou à très courte échéance;*

(¹) Voir la *Gazette médicale de Paris*, — année 1867, p. 261.

*3° Celles qui se rattachent aux cas dans lesquels le trai-
tement est suivi, quelles que soient les précautions prises,
d'une aggravation immédiate ou à bref délai, et quelquefois
même suivie de mort.*

1° *Contre-indications tirées de l'emploi des divers procédés hydrothérapiques.* — Nous avons signalé, à propos
de la médication sudorifique, quelques-unes des contre-indications qui se rattachent à l'emploi des appareils à sudation.
Ce sont les plus importantes de toutes, car non seulement
elles exposent à des insuccès, mais même quelquefois à des
accidents rapidement mortels. On ne doit donc jamais recourir aux sudations toutes les fois qu'on soupçonne une
affection cérébrale de nature congestive et surtout de nature
inflammatoire. Un seul cas pourrait peut-être faire quelquefois exception à cette règle : c'est lorsqu'il s'agit de traiter
une hémiplégie ancienne. Et encore faut-il bien être sûr que
le foyer hémorrhagique est résorbé, qu'il n'y a pas trace
d'inflammation de ses parois, et que le sujet n'offre pas de
symptômes congestifs très accusés. Mais, même alors, cette
pratique est des plus hardies; elle nous a donné quelques
résultats qui semblent la justifier.

Autant les sudations sont nuisibles dans presque toutes
les affections cérébrales, autant elles sont avantageuses et
exemptes de dangers dans ces mêmes affections localisées à
la moëlle épinière. Mais dans ce dernier cas, il faut être sûr
qu'il n'y ait pas une affection analogue du côté de l'encéphale. C'est pour une pareille erreur de diagnostic, très facile
à commettre quelquefois, que nous avons failli perdre un
malade. Si pareil accident vous arrivait, ce que vous recon-
naîtriez à l'aggravation subite de l'état du malade, vous le
conjureriez en appliquant immédiatement de la glace sur la
tête pendant deux à quatre jours, des sinapismes promenés
tout le long des membres inférieurs, et au besoin un purgatif

et *quelques* sangsues appliquées, deux par deux, aux apophyses mastoïdes.

Cette pratique nous a parfaitement réussi dans le cas auquel il vient d'être fait allusion. Cette erreur de diagnostic est surtout facile dans la paralysie ascendante de la moëlle épinière, affection se terminant quelquefois brusquement par une paralysie générale et la mort à bref délai ([1]).

Il faut également se souvenir des contre-indications tirées de la température de l'eau. En général, plus le sujet est impressionnable ou faible, plus vous devez agir avec ménagement et par les procédés hydriatriques les plus doux. Le premier sera toujours le drap mouillé, quand on n'a pas de douche chaude ou tiède à sa disposition; le plus énergique, l'immersion dans un bain froid ou l'affusion dans la pratique à domicile. Dans les établissements, c'est la douche en cercle. Il faut également tenir compte de l'âge, du sexe et du tempérament. En général, les femmes et les enfants réagissent plus rapidement et supportent mieux l'hydrothérapie que les hommes, à la condition que l'application soit toujours courte. Les tempéraments lymphatiques, mous, ont besoin d'une action plus énergique et plus prolongée; on doit toujours ménager les sujets très anémiques ou très sanguins pour éviter la céphalalgie dont nous avons parlé. Dans ce dernier cas, M. Fleury n'hésite pas à prescrire quelques sangsues ou une saignée déplétive au début du traitement. Quant à nous, nous n'avons jamais été obligé d'y recourir.

([1]) Depuis que ces lignes ont été écrites, un de nos confrères, M. Chabrely, nous a communiqué un autre fait analogue; le sujet, après avoir été pendant plusieurs années atteint d'une paraplégie incomplète, due fort probablement à un état congestif de la portion lombaire de la moelle, a été pris dans l'espace de quelques jours, sans cause occasionnelle apparente, d'accidents cérébraux aigus, de folie furieuse, bientôt suivie de mort.

Les sudations longues doivent toujours être proscrites chez les sujets faibles, épuisés; elles sont rarement utiles et quelquefois nuisibles dans les névropathies, les fièvres intermittentes, la chlorose, l'anémie, la gastralgie, l'hystérie, l'épilepsie, l'asthme, la phthisie.

La deuxième contre-indication principale de cette catégorie, qui domine la thérapeutique hydriatrique, est celle tirée de la menstruation.

L'emploi de cette méthode thérapeutique pendant la période cathaméniale est une des idées les plus originales et les plus hardies de Priessnitz.

M. Fleury l'a érigé en règle générale et absolue dont voici les préceptes : « Pendant cette période, dit-il, on se bornera à des douches générales en pluie sur tout le corps, lorsque l'écoulement menstruel sera normal; on dirigera la douche sur le haut du corps si la métrorrhagie est trop abondante; on agira principalement sur les membres inférieurs dans le cas contraire. Les bains de siége à eau courante et les douches rectales, vaginales, seront supprimés. »

Cette formule hydrothérapique est présentée d'une manière trop absolue. Ainsi, s'il est des cas où ces applications sont d'une innocuité parfaite, il en est d'autres où, même avec la direction médicale la plus intelligente et les appareils les mieux appropriés, il peut survenir quelques accidents. Heureusement, ils ne sont jamais graves. Mais le plus sage sera presque toujours de s'en abstenir dans la pratique à domicile. Il n'en est plus de même dans les établissements; pour notre compte, nous en avons retiré souvent, mais pas toujours, d'excellents résultats.

M. Fleury ne craint pas non plus d'appliquer la sudation et la piscine à l'époque menstruelle. Ces deux moyens, le premier surtout, ont toujours pour effet de congestionner violemment l'organe utérin. Ils ne doivent donc jamais être

employés quand on redoute une hémorrhagie par cette voie.
Dans le cas contraire, ils pourraient aider à rappeler le flux
cathaménial supprimé ou ralenti.

Il survient quelquefois dans le cours d'un traitement
hydrothérapique, soit par négligence du malade, qui n'a pas
fait un exercice suffisant après une opération hydriatrique,
soit par une application intempestive ou trop longue de
celle-ci, il survient, disons-nous, une courbature, un peu de
coryza, de bronchite ou quelques douleurs rhumatoïdes
passagères. Si ces accidents sont légers, on passe outre, en
recommandant au sujet de faire mieux la réaction ou plutôt
les exercices qui la favorisent, et en ayant soin de raccourcir
l'opération hydriatrique.

Lorsqu'on traite dans un établissement et que le sujet est
soumis à la fois à une douche percussive en jet ou en pluie
et à la piscine, la suppression de cette dernière pendant quelques jours suffit souvent pour faire disparaître ces accidents.

Lorsqu'ils sont franchement dessinés, on peut encore les
arrêter et les faire disparaître, en faisant précéder l'application de l'eau froide par une sudation modérée répétée
pendant quelques jours, s'il n'y a pas de contre-indication
majeure à leur emploi tirée de la maladie elle-même. Dans
ce cas, l'enveloppement dans des couvertures au sortir d'un
bain d'étuve ou de caisse est le moyen héroïque employé
dans les établissements hydrothérapiques.

Enfin, il est des cas où l'on ne peut arrêter ces accidents;
il faut alors attendre leur disparution avant de reprendre
l'hydrothérapie. Cette pratique est surtout indiquée l'hiver et
pendant les périodes pluvieuses.

On a soin, quand on recommence, de procéder avec lenteur
pour ne pas réveiller pareil accident. On doit souvent éviter
les immersions chez les sujets rhumatisants, à moins qu'elles
ne soient données aussitôt après une sudation.

Il est des malades qui, en raison d'une mauvaise dentition, ne peuvent supporter d'eau sur la tête, même protégée par une serviette pliée en quatre ou par un bonnet de toile cirée, sans qu'aussitôt ils ne ressentent la névralgie trifaciale à laquelle ils sont exposés. En général, il suffit de ne pas doucher la tête pour l'éviter ; et plus tard, grâce à l'immunité relative qu'acquiert le sujet sous l'influence de l'application journalière de l'eau froide, il parvient à la supporter sur la tête, et alors les variations atmosphériques n'ont plus de grands inconvénients pour lui. Ces prescriptions seront surtout observées chez les femmes pourvues d'une chevelure abondante. Cependant, il en est qui n'éviteront la céphalalgie dont nous avons déjà parlé, qu'à la condition d'exposer leur tête à nu sous la douche. Même observation pour les hommes, avec cette différence que n'ayant pas la grande difficulté qu'ont certaines femmes pour faire sécher une chevelure épaisse, abondante, ils pourront plus souvent se présenter à la douche la tête nue ou simplement protégée par une serviette pliée en double. Les malades sujets au coryza feront bien, en général, d'adopter au début cette dernière, surtout l'hiver.

Quelquefois les applications excitantes de l'eau froide amènent de la surexcitation et de l'insomnie. La douche en cercle a surtout cette propriété dans les établissements hydrothérapiques. Quelques bains de piscine sans douches, quelques bains tièdes avec affusion sur la tête, suffisent pour ramener le sommeil.

Messieurs, il n'est guère possible dans un travail pareil à celui-ci de passer en revue, une par une, toutes les contre-indications de cette catégorie ; nous avons cru devoir vous signaler les trois principales, les autres étant d'intérêt plus secondaire et s'appliquant spécialement aux établissements pourvus d'appareils.

2° *Le deuxième ordre des contre-indications en hydrothé-*

rapie se tire des insuccès de cette médication dans certains cas pathologiques.

Ici encore nous avons le regret de n'être pas tout à fait d'accord avec M. Fleury; une simple nuance d'interprétation nous sépare; mais elle a une certaine importance comme vous allez en juger

Ainsi, M. Fleury n'admet pas que l'hydrothérapie soit proscrite dans les cas où elle ne peut agir que pour un temps très limité, au bout duquel le sujet succombera fatalement. Nous admettons bien cette manière de voir, mais à une seule condition, c'est lorsque l'affection organique, cancer, phthisie, paralysie générale, diabète sucré, néphrite albumineuse chronique, affection organique du cœur, est tout à fait à son début. Oui, on peut espérer alors que, sous l'influence de l'hydrothérapie, ces maladies subiront peut-être un temps d'arrêt notable. Mais lorsque ces affections sont franchement caractérisées et à une période avancée, nous croyons qu'il est plus sage de s'abstenir et de ne pas compromettre cette méthode dans une tentative que rien ne justifie.

Les maladies de la peau doivent également être écartées si l'on ne dispose que de l'eau froide et de la sudation à l'alcool. On ne les a admises à Longchamps que parce que l'établissement possède des bains d'étuve, des fumigations, des bains et des douches minérales, l'hydrofère, etc... Les comptes-rendus de la clinique de cet institut hydrothérapique contiennent les résultats heureux de cette pratique.

3° *Les contre-indications se rattachant aux cas dans lesquels l'hydrothérapie est suivie d'une aggravation immédiate ou à bref délai, et quelquefois même de la mort, sont les plus importantes à connaître. Quelles sont-elles?*

Pour M. Fleury, il n'y en a pas [1]. — Pour bien d'autres et pour nous, il y en a de formelles.

[1] Voir la *Gazette médicale de Paris,* 1867, p. 261.

Ce sont certaines affections organiques avancées du cœur et des gros vaisseaux, et la forme purulente de la phthisie et des affections nerveuses mal définies dans lesquelles l'hydrothérapie, sans amener d'accidents sérieux, a cependant pour effet d'aggraver momentanément l'état névropathique.

S'il est vrai qu'on peut appliquer souvent impunément et quelquefois avec avantage l'hydrothérapie à plusieurs affections physiques du cœur, il en est d'autres où cette application peut être suivie de mort immédiate, comme cela a été observé.

Nous avons eu l'occasion d'employer l'eau froide et les sudations chez des sujets atteints de rhumatismes offrant des traces de péricardite et d'endocardite anciennes sans aucune espèce d'inconvénients. Le plus souvent, il devait exister chez ces sujets de légères altérations valvulaires traduites par des bruits de souffle anormaux. Mais nous n'aurions jamais agi de la sorte dans l'hydropéricarde, dans les anévrismes vrais du cœur et des gros vaisseaux, et dans l'insuffisance d'origine organique. Le refoulement du sang de la périphérie au centre produit par la première impression de l'eau froide exposerait alors à des accidents fort graves. Nous redouterions la même terminaison dans l'œdème du poumon, l'anasarque générale chronique et dans la période avancée de la maladie de Bright, aiguë ou chronique. L'exemple suivant, emprunté à une brochure de M. Leroy-Dupré, l'habile directeur actuel de Bellevue, est de nature à faire réfléchir les plus audacieux : « Afin, dit cet auteur, de prémunir les praticiens contre les dangers de l'hydrothérapie dans le traitement des maladies organiques du cœur, même lorsque cette médication est indiquée, nous allons résumer une observation intéressante qui nous a été remise par un de nos confrères. Un devoir de convenance que tout le monde comprendra nous empêche de préciser les lieux et les dates qui ont rapport à cette observation médicale.

« Trois honorables médecins de Paris, dont un professeur, furent priés de se réunir en consultation pour examiner un malade qui se plaignait de digestions difficiles, d'oppression constante et de palpitations. Ce malade était très amaigri et très faible; il avait le visage pâle et les lèvres bleuâtres. On constata l'intermittence du pouls, une matité précordiale un peu plus grande qu'à l'état normal, un bruit de souffle au premier temps et aussi au deuxième temps, mais moins marqué. Il n'existait point d'emphysème; le malade n'avait pas eu d'hémoptysie.

» *Diagnostic :* Insuffisance auriculo-ventriculaire gauche et anémie profonde. La digitale à faible dose fut ordonnée, et on permit un traitement hydrothérapique appliqué avec une extrême réserve. Le malade parut tout d'abord se bien trouver du traitement. Il prenait des douches froides d'une seconde de durée. A la huitième douche, couché sur un fond de bain, il pousse un cri unique; on se hâte de lui porter secours..... il était mort ([1]). »

La phthisie pulmonaire peut être, dans certaines de ses formes, traitée par l'hydrothérapie, et même avec quelques avantages; c'est lorsque la maladie affecte la forme sèche; que l'expectoration est peu abondante, la lésion peu étendue, la réaction nulle, le tempérament nerveux plutôt que lymphatique. On peut de même, et avec plus d'avantage encore, traiter celle qui semble se développer sous l'influence d'une cachexie syphilitique. Mais lorsque, au contraire, le sujet est scrofuleux, que la maladie parcourt rapidement ses périodes, que la fièvre est développée, que les crachats sont purulents, abondants, il faut bien se garder d'employer l'hydrothérapie. Quoi qu'on fasse, l'affection n'aurait-elle pas

([1]) *Des Indications et des Contre-indications en hydrothérapie,* par le Dr Leroy-Dupré, médecin en chef de l'établissement hydrothérapique, à Bellevue. Paris, 1867, p. 14.

dépassé le premier degré, on observera *toujours* une aggravation dans tous les symptômes. Est-ce qu'alors la réaction n'a pas lieu ? Nous ne le croyons pas ; car cette dernière est presque toujours possible, même chez les sujets les plus débiles, arrivés au degré d'émaciation le plus extrême ; nous pensons que l'aggravation des accidents tient plutôt à l'*impulsion même* qu'imprime l'hydrothérapie à tout l'organisme. De même que ces sujets se trouvent fort mal des lieux où l'air est sec, excitant, de même ils doivent se trouver et ils se trouvent mal des applications hydrothérapiques les plus bénignes, les plus prudentes.

Une autre circonstance doit nous faire tenir en garde ; c'est lorsque la phthisie s'accompagne de symptômes rhumatismaux ou dartreux. Vous savez que ces affections seraient, d'après certains auteurs modernes, liées intimement à l'évolution de la maladie tuberculeuse. Si bien que cette dernière n'aurait chance d'être arrêtée, contenue, que tout autant qu'on respecterait les manifestations dartreuses ou arthritiques ; il faudrait donc s'abstenir de traiter ces dernières ; bien mieux, il faudrait même, selon ces auteurs, les exciter, les entretenir, et c'est ce que feraient précisément les Eaux-Bonnes, d'après M. Pidoux. Sans prendre fait et cause pour cette théorie, encore dans les limbes des vues spéculatives sur la genèse des maladies, il est bon de se tenir dans une sage réserve.

Messieurs, ne voulant pas vous laisser sous l'impression fâcheuse de ces dernières pages, j'ai réservé pour la fin la plus inattendue et la plus consolante, passez-moi l'expression, des contre-indications hydrothérapiques ; c'est celle qui a trait à la durée même du traitement.

Prenons un exemple :

Voici un sujet atteint d'un état nerveux, lypémanie, nécrophobie, nécrophilie, hypocondrie simple, névropathie, névrose classique, affection nerveuse, affection convulsive d'un organe, d'un viscère quelconques.

Vous administrez le traitement avec toute la prudence requise; votre malade éprouve un malaise général, une surexcitation nerveuse insolite, une aggravation même dans son état; vous modifiez votre prescription, vous y joignez les antispasmodiques, les calmants les plus efficaces de la matière médicale; toujours même insuccès. Vous suspendez le traitement pendant quelques jours, puis vous y revenez; toujours même insuccès. Vous ne savez à quoi l'attribuer; le plus souvent le malade réagit bien; quelquefois, la réaction semble faible ou nulle, quelles que soient les précautions prises, et vous ne pouvez déceler la cause de ce nouvel échec. De guerre lasse, le malade et vous-mêmes renoncez à cette médication qui cependant, dans des cas analogues, identiques, vous avait donné des résultats brillants et certains.

Si l'on a soin, chose rare, de s'enquérir de ce que devient le malade, on apprend, six fois sur dix au moins, que l'insuccès s'est changé, deux, trois, six mois, un an après en une belle et bonne guérison, sans que le sujet ait fait, depuis, aucune autre tentative thérapeutique. D'autres fois, l'aggravation n'a pas persisté, mais le malade est resté dans l'état où il était primitivement. Cette histoire généralisée d'un certain nombre de faits hydrothérapiques nous apprend qu'il y a des bornes à ce traitement.

Si donc, comme nous avons eu l'honneur de vous le dire dans ce travail, sa durée est en général longue, très longue, il est des cas exceptionnels où, en présence d'une aggravation passagère dans les symptômes de la maladie, il faut s'arrêter au lieu de poursuivre; l'on observe alors à la suite, quelques mois plus tard, une guérison complète, ou tout au moins une amélioration des plus satisfaisantes. D'autres fois, et c'est le cas le plus fréquent, un second traitement, fait dans les mêmes conditions, donne alors des résultats excellents. Il faut donc savoir borner les limites de cette énergique médication et ne pas *toujours* poursuivre *quand même,* comme le conseille encore M. Fleury (1).

Messieurs, j'ai épuisé le programme que vous m'aviez formulé. Avant de poser les conclusions qui en découlent, permettez-moi de vous dire un mot des rapports qui doivent exister entre les traitements pharmaceutiques et l'hydrothérapie.

Faut-il proscrire d'une manière absolue les traitements pharmaceutiques, ou les adjoindre toujours à cette dernière méthode thérapeutique?

Ni l'un ni l'autre de ces préceptes ne sont toujours applicables.

Trois cas peuvent se présenter.

Premier cas : *l'hydrothérapie doit être employée seule.*

On doit suivre ce précepte lorsque le malade est fatigué outre mesure par les traitements pharmaceutiques, et que l'hydriatrie peut, à elle seule, ramener la santé. En général, les affections nerveuses, celles des voies digestives, du foie, de la rate; les fièvres intermittentes, les maladies rhumatismales, sont rangées dans cette catégorie, sauf les faits exceptionnels.

Deuxième cas : *On doit adjoindre à l'hydrothérapie, à titre d'adjuvant, soit les produits pharmaceutiques, soit les eaux minérales, les bains de mer ou l'électricité.*

Lorsque les voies digestives du sujet sont remises, que sous l'influence de la médication hydrothérapique elles ont acquis une plus grande aptitude à digérer, on peut recourir de nouveau aux agents pharmaceutiques. Il est même tout à fait utile de le faire dans certaines circonstances. Ainsi,

(1) Ouvr. cité, p. 165 et suivantes.

l'expérience nous a appris qu'il est des chloroses, des chloro-anémie, qui guérissent très bien par les ferrugineux, le quinquina, le manganèse; d'autres qui, ne pouvant supporter ces préparations, ne disparaissent qu'avec le traitement hydrothérapique; et d'autres encore où ce traitement employé seul est impuissant ou trop long pour arriver à un résultat complet. Il est très utile alors de revenir aux préparations pharmaceutiques, et, chose remarquable, ces agents qui, employés seuls, produisaient peu ou rien, qui étaient mal supportés, agissent, aidés de l'hydrothérapie, avec une inno-cuité parfaite et une rapidité surprenante. Il semble, dans cette circonstance, que les uns et les autres se prêtent un mutuel appui.

Ce qui vient d'être dit pour les affections chloro-anémiques et les ferrugineux est applicable à la goutte, au lymphatisme, aux scrofules, aux affections cutanées; il est très souvent nécessaire de recourir alors aux eaux alcalines, sulfureuses, salines, aux bains de mer, pour aider l'hydrothérapie, et réciproquement cette dernière leur est d'un puissant secours. Pour les unes et les autres, il est sage de mettre un certain intervalle entre leur application. Il vaudra mieux, en général, faire précéder que suivre le traitement hydrothérapique. Enfin, l'électricité s'applique concurremment avec l'hydro-thérapie dans certaines formes de paralysie. Scoutteten, dans son livre : *De l'électricité considérée comme cause principale de l'action des eaux minérales sur l'organisme* (¹), vient d'élargir encore les applications de cette méthode thérapeu-tique.

Troisième cas : *Il est nécessaire d'adjoindre les traitements pharmaceutiques à l'hydrothérapie. — Cette dernière mé-thode n'est alors qu'un simple adjuvant.*

(¹) Scoutteten. — *De l'électricité considérée comme cause, etc.* — Paris. J.-B. Baillière. — 1864.

Il est évident que lorsque nous avons conseillé l'hydrothérapie dans la syphilis, par exemple, nous n'avons pas entendu
faire de la thérapeutique anti-syphilitique. Cette dernière
doit toujours être basée sur l'emploi des mercuriaux et des
iodures. Mais il arrive souvent que ces agents sont mal
supportés, qu'ils amènent dans un bref délai une cachexie
médicamenteuse grave venant se surajouter à l'effet essentiellement déprimant de la maladie virulente. L'intervention de
l'hydrothérapie, à titre d'agent *sudorifique* et *reconstituant,*
est alors d'une utilité de premier ordre. Nous avons vu
maintes et maintes fois des sujets ne pouvant plus tolérer un
atome de sublimé ou d'iodure, reprendre ces médicaments
et n'en ressentir que de bons effets dès qu'on les avait
soumis à des sudations *légères* suivies de douches générales
froides, fortes et courtes. Il semblait que sous leur influence,
l'assimilation des substances minérales avait lieu et que
l'économie n'en ressentait aucune influence fâcheuse. Les
faits observés par nous, insérés dans les *Annales d'hydrologie
médicale* (¹) et dans le quatrième Compte-rendu clinique (²),
sont tellement péremptoires qu'on ne peut plus hésiter lorsqu'on se trouve en présence des mêmes cas.

Ce que nous disons ici de la syphilis et des mercuriaux
est applicable à la chlorose et aux ferrugineux, à l'herpétisme
et à l'arsenic.

CONCLUSIONS.

Nous croyons pouvoir établir les conclusions suivantes :

1° Les doctrines nouvelles touchant la physiologie thérapeutique générale sont liées à l'histoire de l'hydrothérapie

---

(¹) *Annales de la Société d'hydrologie médicale de Paris,* tome XI. —
1865-1866.

(²) *Étude pratique sur l'hydrothérapie.* — 4ᵉ Compte-rendu clinique.
P. Delmas. — Chez Germer-Baillière. Paris, 1867.

scientifique, cette dernière ayant eu une influence considérable dans leur production. Un seul mot peut les résumer : c'est le FONCTIONNALISME, c'est à dire la mise en jeu, dans un but thérapeutique, de toutes les fonctions de l'organisme, et, parmi elles, des trois principales, l'*innervation,* la *circulation* et la *nutrition.*

L'hydrothérapie, plus qu'aucun autre agent de la matière médicale, a la propriété d'agir simultanément sur ces trois fonctions principales, et sur toutes les autres par l'intermédiaire de celles-ci.

2° La mise en jeu de ces fonctions, soit par dépression, soit par excitation, donne naissance à deux séries de *médications* particulières bien tranchées, et qui, l'une et l'autre, répondent à l'organe et à la fonction particulièrement influencés par tels ou tels procédés hydrothérapiques.

3° Le plus grand nombre de ces médications peut être institué au domicile du malade. Les premières, celles qui ne mettent en jeu que les *effets déprimants* de l'eau froide, peuvent toujours se passer d'établissements et d'appareils hydrothérapiques, sans pour cela perdre beaucoup de leur puissance; par conséquent, elles sont largement applicables. Celles qui ont pour bases l'*action excitante* de l'eau et du calorique ne développent qu'une très faible partie de leur puissance en dehors des établissements. Néanmoins, comme le médecin traitant au domicile du malade aura l'immense avantage de ne pas être limité par le temps, il arrivera quelquefois au même but par un plus long chemin.

Toutefois, il ne faut pas qu'il oublie que les efforts réitérés d'une action thérapeutique trop faible restent souvent impuissants. Il doit alors recourir à des procédés plus énergiques, que les établissements vraiment médicaux peuvent seuls lui donner. L'hydrothérapie, employée dans un but hygiénique ou pour achever ou entretenir une guérison obtenue dans un établissement, sera toujours d'une grande ressource au domicile du malade. C'est surtout ici que la phrase de Bacon : « La propreté est à l'égard du corps ce que la décence est aux mœurs, » trouve son application.

Les *appareils* dits *portatifs* ne peuvent remplacer les établissements spéciaux ; ils en sont le plus souvent, surtout en l'absence d'une direction médicale immédiate et sérieuse, une dangereuse parodie.

L'hydrothérapie n'existe et ne peut prospérer que par une *intervention médicale directe.* Abandonner cette méthode à des mains ignorantes, surtout lorsqu'on veut la mettre en pratique chez le malade lui-même, c'est la vouer à un insuccès presque certain. L'intervention médicale est nécessaire, indispensable dans un établissement hydrothérapique pourvu d'un personnel intelligent et familiarisé avec cette pratique. Que sera-ce donc dans une maison particulière, si le premier domestique venu est chargé, sans contrôle médical direct et immédiat, d'appliquer des douches quelconques ?

A conditions égales, *la durée* des traitements sera infiniment plus longue au domicile du malade.

La RÉACTION est la base fondamentale de l'hydrothérapie, le but final vers lequel doit tendre toute pratique intelligente de cette médication. Elle constitue l'écueil le plus redoutable à vaincre pour l'hydrothérapie à domicile ; car il ne faut jamais perdre de vue que son intensité est toujours en rapport direct avec l'*effet sédatif primitif* de l'eau froide, aidé de son *action percussive.* Faible, pas ou peu d'effet thérapeutique ; nulle, insuccès et souvent aggravation dans l'état du malade.

La *marche* et la *gymnastique méthodique* sont les deux moyens par excellence pour aider son développement ; l'une ou l'autre sont *toujours* indispensables lorsque l'état et les forces du malade permettent leur emploi. Le retour dans un *lit chauffé* est le dernier moyen à employer.

4° Les affections du ressort exclusif des *établissements hydrothérapiques* sont toutes celles que l'hydrothérapie à domicile n'a pu guérir. En l'absence des premiers, il est logique de recourir à cette dernière.

5° Un grand nombre de malades ne doivent pas être soumis à l'*eau froide dès le premier jour*. En général, il est plus prudent, plus logique de débuter avec de l'eau à 28° ou 30° dont on baisse graduellement la température. Il est même des exceptions pathologiques qui réclament impérieusement l'emploi continu d'eau modérément froide de 18° à 20°.

6° Les *indications générales* de l'hydrothérapie se tirent de l'action éminemment généralisatrice de ce traitement à toutes les fonctions de l'organisme. Par conséquent, le plus grand nombre des maladies chroniques sont justiciables de cette thérapeutique, qui rencontre aussi son application dans le traitement de quelques affections aiguës.

Les *contre-indications quant à l'emploi de tels ou tels appareils,* suivant les cas pathologiques, sont assez nombreuses. Leur étude constitue l'ensemble même de la mise en pratique de l'hydrothérapie scientifique. Quelques-unes sont d'une importance capitale. Il est donc nécessaire de faire une étude sérieuse de cette méthode, si l'on veut l'appliquer avec fruit et sans faire courir de dangers sérieux à ses malades.

Les *contre-indications* tirées des *insuccès* même de cette thérapeutique, sont moins nombreuses que les précédentes. Il est nécessaire d'en tenir compte pour ne pas s'exposer à des échecs, qui nuisent toujours et à l'hydrothérapie et à ceux qui la mettent en œuvre.

Les *contre-indications* tirées des *dangers* que fait courir à quelques malades l'emploi intempestif de cette méthode sont encore plus rares ; mais il est très nécessaire de les connaître et d'en tenir grand compte, sous peine de s'exposer à des événements désastreux. Ces contre-indications sont : les affections organiques graves du cœur et dès gros vaisseaux, la phthisie aiguë et à forme purulente, la néphrite albumineuse aiguë ou chronique dans leur période avancée, lorsqu'il existe des œdèmes viscéraux et des épanchements séreux dans les cavités closes.

7° *Les rapports qui doivent existér entre les traitements pharmaceutiques, les eaux minérales, les bains de mer, l'électricité et l'hydrothérapie sont nombreux.* Souvent, il est plus sage de laisser agir cette dernière seule, parce qu'en général les maladies nombreuses auxquelles elle s'adresse ont été déjà plus ou moins saturées par les autres médications. Mais il est des cas où l'intervention de ces dernières est d'une grande utilité. Il semble alors que les unes et les autres se prêtent un appui réciproque des plus précieux.

8° *L'étude de l'emploi de l'eau à l'intérieur, de l'hygiène* et de toutes les autres circonstances qui accompagnent toujours une thérapeutique hydrothérapique vraiment médicale, varie peu ou pas, que cette méthode soit appliquée dans ou en dehors des établissements spéciaux. Pour ce motif, ils ont été passés sous silence dans le présent travail. Mais il ne faut pas oublier que les préceptes hygiéniques sont toujours d'une mise en pratique très difficile au domicile du malade. Il faut lutter sans cesse contre des abus de tous les jours, engendrés par des habitudes enracinées. Souvent même l'entourage ne fait qu'augmenter ces difficultés. Aussi, un grand pas est-il fait quand le sujet se réfugie dans un établissement, car, de par ce seul acte, il rompt avec son milieu habituel moral et physique. Au médecin de faire le reste.

Messieurs, des détails dans lesquels nous venons d'entrer vous aurez déjà tiré cette conclusion générale : c'est que notre méthode de traitement exige une étude médicale sérieuse et attentive pour porter ses fruits. Si vous êtes bien pénétrés de cette idée, si vous avez la foi de l'homme convaincu, hâtez-vous de vous mettre à l'œuvre; moyennant votre intelligence et votre savoir, nous pouvons vous prédire d'éclatants succès.

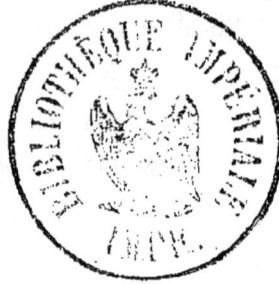

Bordeaux. — Imp. G. GOUNOUILHOU, rue Guiraude, 11.

www.ingramcontent.com/pod-product-compliance
Lightning Source LLC
Chambersburg PA
CBHW050609210326
41521CB00008B/1177